SABOREANDO SALUD

DESDE MIS RAÍCES

LYDIBEL PORRATA

CRÉDITOS

Autor: Lydibel Porrata
Edición: Yasmín Rodríguez, The Writing Ghost, Inc.

Diseño y Arte de cubierta: Lydibel Porrata
Asistente de la artista: Priscilla Torres
Montaje y Producción: The Writing Ghost, Inc.
Ilustraciones: Lydibel Porrata
Fotografías de la autora: Edwin González
Fotografías del interior: Lydibel Porrata y Edwin González

Este libro contiene recetas de la autora, algunas tradicionales y otras nuevas. Aunque se hicieron todos los esfuerzos por expresar las recetas correctamente, usted puede no obtener los mismos resultados por diferentes factores como: la calidad de los productos, variaciones en ingredientes, el tiempo y temperatura de cocción y la habilidad de quien cocina. Todas estas recetas, y la información sobre salud y nutrición, pretende ayudar a los lectores a mejorar su calidad de vida. Se presenta como información general y opinión de la autora. Cada persona siempre debe consultar a su doctor o profesional de la salud sobre sus necesidades individuales.

Número de Catalogación de la Biblioteca del Congreso
2017900108

ISBN 978-0998555188

Primera Edición, 2017

"Las estrellas y pentagramas en la naturaleza son un regalo del amor de Dios para guiarnos y nutrirnos de aquello que es sano y puro, dentro de un mundo cambiante y tiempos inexplicables."

Lydibel Porrata

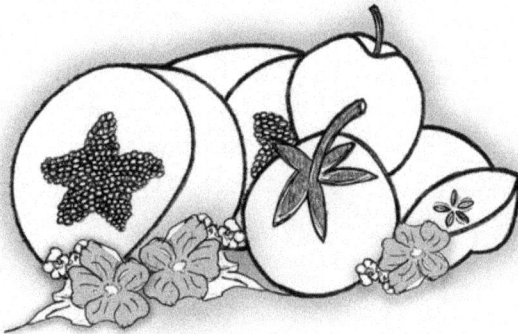

DEDICATORIA

A mi esposo Edwin, por enseñarme a disfrutar la vida desde otra perspectiva. Por ser la sal y pimienta de mis sabores y el azúcar de mi corazón. Gracias por permitirme llenar tu vida de nuevas experiencias culinarias y por soñar a mi lado.

A todos los que estén leyendo este libro, un beso de coco y ajonjolí, porque de poquito en poquito se logran grandes cambios positivos.

PRÓLOGO

Años atrás me hablaron de crear recetas para hacer una dieta basada en la papa y otros tubérculos. En aquella época me parecía algo muy difícil de lograr, pues cuando pensaba en papas solo me venían a la mente tres cosas: puré de papas como comida de infantes o enfermos, papas asadas como el complemento favorito de los estadounidenses y las papas fritas, que siempre veía como algo poco saludable. Se decía que su valor nutricional era cero, pero era un alimento favorito de muchos niños y otros no tan niños.

A pesar de no tener un paladar definido para el gusto de las papas y otros tubérculos, decidí intentar este proyecto como un reto personal, con la idea de lograr bajar unas libras extra y lograr otras metas personales. Para mi sorpresa, descubrí que la papa es el tubérculo más versátil, y que tiene gran variedad. Para ese tiempo yo solo conocía de las papas blancas para hornear o asar. Pronto descubrí mi fascinación por las papas nuevas rojas, que son pequeñitas y que no hay que pelar. Son firmes pero sabrosas por su bajo contenido de almidón. Más adelante descubrí las papas doradas (*Yukon*) que son hasta algo más dulces, de cáscara fina y muy limpias. Así llegué a conocer a la más hermosa de todas por su color intenso tan peculiar: la papa morada, que es una verdadera delicia no importa como la prepares.

En ese proyecto también descubrí el ñame de nuestra tierra, que con solo uno se puede hacer un gran plato. La remolacha que yo conocía era la enlatada en rebanadas, pero era de mi agrado.

La remolacha es dulce, pero sobre todo nutritiva, así que siempre la vi como un reto. Ese nuevo sabor de remolacha fresca cruda fue fascinante, y su color me daba energía.

La zanahoria siempre fue un acompañante fiel tanto crudo como cocido, el cual encontré tan versátil como la papa. Luego de investigar los factores nutricionales científicos y médicos comprobados, decidí iniciar este proyecto, con el plan de darle una alternativa positiva a esta dieta. Acepté el reto y en menos de un mes logré bajar aquellas libras prestadas que no me hacían falta, y descubrí que estos fabulosos tubérculos me satisfacían y me quitaban los deseos de picar entre comidas o de pensar en los antojos azucarados innecesarios. Como si fuera poco, no sentía hambre como en tantas otras dietas, y me sentía más enérgica que nunca a mis cuarenta y tantos años.

En ese proceso experimental, y de forma paralela, descubrí que el factor de eliminar los granos tales como la soya, el arroz, el maíz y el trigo, entre otros, así como los lácteos en su totalidad y las azúcares refinadas, logró controlar las alergias. Esto es algo que ya sabía, pero no le había prestado la debida atención.

Durante este proceso experimental personal se me acercaron otras madres, preocupadas por las variadas alergias que estaban presentando sus hijos y por lo poco atractivo y costoso que resultaban los productos existentes en el mercado. Los sabores de los productos anti alérgicos suelen ser poco agradables para el paladar tradicional y son siempre más costosos. Entre papas y frutas resolvimos ese problema para los chicos.

Luego de todo eso decidí ver este plan como un reto culinario, y darle mi toque personal a lo que ya sabía hacer muy bien. Dejó de ser una dieta o un proyecto, y se convirtió en parte de mi cocina y mi diario vivir. Mi mayor satisfacción es que a los que prueban mis platos se les olvida que estos son veganos o libres de cosas comunes, y siempre repiten o quieren volver a comer en casa con nosotros.

El mayor alago que he recibido de unos amigos es que me pidieran que les diera su porción, más una porción adicional para llevársela a su casa y disfrutarla más tarde. En mi casa nunca quedan sobras para el otro día, a menos que no todos lleguen a cenar.

Luego de muchos intentos, y con el deseo de conquistar el paladar de otros familiares y amigos, decidí compartir mi sazón, mis raíces y mi vida con ustedes como ejemplo vital. Verás que sí se puede.

Tabla de Contenido

DEDICATORIA..ix

PRÓLOGO..xi

AGRADECIMIENTOS.......................................21

MI CAMINO DE SABORES................................23

INTRODUCCIÓN...25

COSAS ESENCIALES PARA SABOREAR SALUD....27

   Alimentos Esenciales En Tu Alacena..............27

   Equipo Esencial En Tu Cocina......................31

   Tablas De Equivalencias............................35

RECORDANDO MI CAMINO..............................39

   Mi Nombre Y Mi Llegada............................39

   Bebidas Y Licuados..................................45

   Bebidas...47

      Té De Jengibre Y Especias Chai Tea Latte....47

   Jugos, Licuados Y Batidas...........................49

      Jugo De Zanahorias Purificador.................49

      Jugo Energético...................................50

      Jugo Detox...51

      Jugo Paraíso Tropical.............................52

      Jugo De Verano....................................53

Jugo O Tónico Antinflamatorio...................54

Horchata De Ajonjolí..............................55

Batida *"Alibaba"* De Ajonjolí Y Coco...........57

Batida De Papaya..................................58

Licuado De Manzana...............................58

Licuado De Papaya Y Piña........................59

Piña Colada.......................................60

Las Tías..63

Sopas Y Cremas....................................67

Sopa De Papa Y Zanahoria......................68

Sopa De Cebolla Al Estilo Francés.............69

Crema De Ajo....................................71

Crema De Papa Y Puerro Vichyssoise..........72

Crema De Remolacha (*Borscht*)................74

Crema De Setas Portobello.....................75

Crema De Zanahorias...........................77

Hermanos, Primos Y Primas......................79

El Hogar De Los Abuelos..........................81

Ensaladas...85

Carpaccio De Remolacha Y Rábanos...........86

Ensalada De Papas A La Vinagreta............88

Ensaladilla Rusa......................................90

Ensalada De Remolacha..........................91

Ensalada De Zanahoria Y Remolacha..........93

Ensalada De Zanahorias Y Piña.................94

Mi Camino Académico...............................95

El Dibujo...97

Mi Vida En El Extranjero...........................98

Chocolate De Olla.................................101

Continuando Mi Vida En El Extranjero.........102

Aperitivos...105

Tortillas O Tortas De Casabe...................106

Aspic O Mousse De Zanahoria.................107

Ensalada De Gandules..........................108

Majado De Gandules Y Batata.................109

Majado De Habichuelas Blancas..............111

Albóndigas De Ñame Y Gandules.............113

Mini Tortilla De Papas...........................115

Quiche De Setas Y Cebollines.................116

Tostones De Papas..............................118

Amigos...121

Desayunos..123

Niditos De Amor.....................................124

Pancakes De Papas.................................127

Hashbrowns Caseros O Tortas De Papas....129

Papas Salteadas....................................130

Crema De Papas.....................................131

Crema De Tapioca...................................131

Buñuelos De Papa Y Manzana..................132

Panecillos De Papas...............................134

Arepas O Tortas Gorditas De Papas..........135

Ensalada De Frutas Mañanera..................137

Tostadas Francesas...............................138

Tortilla...139

Pancake De Ñame..................................140

Crepés O Crepas De Manzana..................141

Waffles De Yuca....................................143

Molletes O *Muffins* De Zanahoria Y Manzana
....145

La Dulce Piña Une A Los Hombres De Mi Vida149

Un Nuevo Milenio, Y Más..........................150

Platos Principales..................................153

Puré De Papas......................................154

Papas Horneadas A La Francesa Con Mojo. 156

Mofongo De Papas.............................158

Tiritas De Papas Asadas Al Horno (Como Fritas Al Horno)....................................159

Arañitas De Papa...............................160

Abanicos De Papas..............................162

Ñame En Escabeche.............................163

Pasteles O Paquetes De Papa Y Zanahoria. 164

Mi Compromiso De Adulta.......................169

Más Platos Principales..........................173

Papas Encamadas...............................173

Tubérculos Asados Con Mojo...................175

Pastelón De Papas..............................177

Rellenos De Papas..............................179

Papas Doblemente Asadas.....................181

Pizza De Papas..................................183

Albóndigas De Setas Portobello..............186

Rosetas De Papas...............................188

Papas A La Duquesa............................189

Setas Portobello A La Duquesa...............191

....192

Hamburguesa De Gandules....................192

Hamburguesa Roja.............................194

Hamburguesa Amarilla..........................198

Mi Sabor...203

Postres..205

Ambrosía Tropical..................................206

Manzanas Asadas..................................208

Natilla De Piña......................................209

Paletas De Papaya.................................211

Flan Mágico..212

Tembleque De Coco...............................214

Galletas De Zanahoria...........................215

Polvorones De Coco...............................217

Delicias De Cacao O "*Brownies*"..............220

Bizcocho De Piña Colada........................222

Helado De Coco Con Dulce De Piña..........225

Tarta De Manzana ("Apple Cobbler").........228

Mi Legado...231

Plan De Acción Para Los Primeros Diez Días
....235

Menú Para Toda Ocasión........................238

REFERENCIAS..241

SOBRE LA AUTORA.................................243

ÍNDICE...247

AGRADECIMIENTOS

Agradezco a mi esposo Edwin, por ver en mis ojos luz y junto a nuestros hijos atreverse a caminar a mi lado, creando todos en equipo el resto de mi camino, haciendo de nuestra casa un bello hogar y trayendo a mi vida lo que más atesoro y valoro. Gracias por ser el timón de nuestro hogar. Gracias por probar cada una de mis recetas y soñar a mi lado. Gracias por atreverte a romper esquemas juntos y atreverte a hacer la diferencia para disfrutar la vida de manera plena, pero con mucho amor. Gracias por disfrutar conmigo desde los pequeños pasos hasta materializar grandes sueños.

Agradezco a mi suegro, mi querido Papá Norman, el Dr. Norman González Chacón, por ser una verdadera inspiración, y por haberme salvado de todo aquello que representaba un desbalance y peligro en mi vida. Gracias por darme ánimos para hacer un cambio radical en mi alimentación, y darme el valor para aceptar este estilo de vida donde vivimos respetando la pureza y la armonía de la creación, amando a nuestros cuerpos como templo de nuestro espíritu, para así prevenir los males del futuro. Gracias por permitirme cocinar a su lado, para así aprender lo rico y sencillo de la alimentación saludable, por disfrutar juntos de los ratitos en familia, pero sobre todo, gracias por su dedicación y amor.

A mis padres les agradezco la formación, los valores, las tradiciones, pero sobre todo les agradezco el darme el conocimiento y las herramientas para atreverme a ser diferente en un mundo cambiante. Gracias por permitirme crecer siendo un ser puro e independiente. Gracias por su amor incondicional y dedicación.

MI CAMINO DE SABORES

Soy una mujer puertorriqueña, nacida en la linda ciudad de San Juan, con unos padres luchadores y muy trabajadores que no pusieron límites geográficos a su carrera profesional, dándonos la oportunidad de vivir y viajar con ellos a diversos países y conocer así algunos continentes de nuestra Tierra. Siguiendo este ejemplo, tuve la oportunidad de crecer en mi desarrollo profesional, viajando y viviendo en distintos países y ciudades, recolectando ideas, sabores y gustos que definen mi sazón de hoy.

Desde niña, mis grandes pasiones han sido el arte y la cocina, llevándome a desarrollar lo que defino como mi cocina creativa. Recolecto sabores desde la infancia hasta la madurez. Combino nuestros platos tradicionales y las modalidades globales, buscando alternativas saludables confeccionadas de manera sencilla para disfrutar de una alimentación óptima.

Si preparamos y servimos nuestros platos con amor y de manera atractiva, será más plena la degustación y el disfrute de los alimentos, logrando que estos nutran todo nuestro cuerpo y sentidos, y transformando nuestras vidas.

No crecí siendo vegetariana, esto fue un cambio que adopté en los últimos años de mi adolescencia durante los años universitarios. Sin embargo, era el vegetarianismo que incluía huevos, lácteos y otros productos animales. Decidí ser vegana más adelante en mi vida, por conocimientos adquiridos, compasión a nuestro planeta, a nuestros amigos del reino animal y deseando vivir de una forma más saludable.

23

INTRODUCCIÓN

Desde Mis Raíces

Saboreando Salud, Desde Mis Raíces, es un compendio de recetas basadas mayormente en las papas, las raíces y los tubérculos. Aquí se reúnen los sabores y costumbres de nuestra tierra, acompañados por frutas y tradiciones.

Las raíces o tubérculos son la base de muchos platos caribeños y de muchas otras regiones. Confeccionar platos con raíces tales como la papa, zanahoria, remolacha, ñame y yuca, entre otros, es algo que llevo practicando desde hace más de diez años. El alimentarnos de tubérculos es una forma de energizar y nutrir nuestro cuerpo de forma insuperable. Es una manera de alimentarnos mientras sanamos nuestro ser de toxinas y aditivos, dándole al cuerpo la oportunidad de liberarse de dolencias o condiciones cotidianas basadas en los estilos de vida del hombre y la mujer de hoy.

Este es el inicio para rejuvenecer y disfrutar de la vida sin pasar hambre. Los invito a confeccionar estas recetas en su hogar, iniciando un nuevo estilo de vida.

Al momento de crear los platos es bien importante no mezclar raíces o tubérculos con otros vegetales. Cuando buscamos crear recetas para mantener el balance alcalino de nuestro cuerpo, debemos combinar tubérculos con tubérculos, frutas con frutas y vegetales con vegetales. Siempre teniendo en cuenta que la cocina es un laboratorio de química donde hay acciones, reacciones y consecuencias en las mezclas que creamos. Cocinar para los que amamos es un regalo de amor. Cuando cocinamos de manera nutritiva y consciente, es un regalo de salud.

Este libro está lleno de salud y sabor, y en él descubrirás muchos platos energizantes que revitalizarán hasta tu creatividad.

COSAS ESENCIALES PARA SABOREAR SALUD

Alimentos Esenciales En Tu Alacena

A continuación les presento una lista de alimentos que debe tener a mano para poder crear las recetas presentadas en este libro. Escoja siempre aquellos alimentos que estén más frescos, que sean de temporada y que puedan perdurar según las necesidades de su hogar

Lista Básica De Alimentos

Tubérculos:

- Papa
- Zanahoria
- Remolacha
- Apio
- Ñame
- Batata dulce o *mameya*
- Cebolla orgánica de un núcleo
- Ajo orgánico (que no sea de la China)

Frutas:

- Manzana
- Papaya
- Piña

Condimentos:

- Sal marina de mesa sin yodo
- Sal marina en grano
- Orégano molido
- Hojas de laurel
- Albahaca
- Comino
- Romero
- Perejil
- Canela
- Páprika
- Mostaza en polvo
- Extracto de vainilla puro
- Extracto de almendra puro
- Agua de azahar
- Nuez moscada
- Anís estrellado
- Clavos de olor
- Achiote
- Cacao puro, en polvo
- Aceitunas rellenas- envasadas en cristal
- Aceitunas *kalamata* o negras de buena calidad
- Alcaparras- envasadas en cristal
- Aceite de oliva
- Levadura de cerveza en hojuelas
- *Tahini* – pasta de ajonjolí
- Agar agar
- Pimienta cayena o roja (en polvo)
- Mostaza (regular o estilo *Dijon*)
- Cúrcuma o *turmeric*
- Aceite Esencial de cardamomo (*cardamom*) o cardamomo fresco molido

Unturas Y Aderezos:

- Aceite de oliva prensado en frío
- Aceite de coco de buena calidad
- Vinagre de cidra de manzana
- Margarina vegana sin soya
- Mantequilla de coco
- Mayonesa vegana libre de soya *Follow Your Heart*
- Mostaza orgánica preparada
- Rociador de aceite de oliva orgánico prensado en frío
- Rociador de aceite de semillas de uva orgánico
- *Coconut Aminos*- Aminoácidos de coco libre de trigo y soya
- Levadura de Cerveza Líquida *Dr. Norman*
- Agar agar en polvo

Endulzadores:

- Jarabe de arce puro o *maple syrup*
- Azúcar morena turbinada
- Azúcar de remolacha

Leches:

- Leche de coco sin azúcar añadida
- Leche de papa en polvo
- Leche de cáñamo o *hemp,* sin azúcar añadida
- Leche de ajonjolí u horchata

Otros Alimentos Básicos Necesarios:

- Café arábico orgánico puro
- Teces digestivos y de hierbas como los de menta y manzanilla
- Agua de coco fresca
- Coco tierno fresco
- Pastas de papa o tapioca
- Almidón de papas *potato Mix*
- Harina de tapioca
- Harina de yuca *Ener G* o *Otto's Cassabe Flour*
- Harina de todo uso libre de granos y cereales *XO Baking Co*
- Harina libre de gluten (GF) *Bob's Red Mill*
- Harina o almidón de arrurruz o *arrowroot*
- Gotitas orgánicas de chocolate oscuro puro *Sunspire*
- Sustituto de huevo *Egg Replacer*
- Sustituto de huevo vegano *VeganEgg- Follow Your Heart*
- Habichuelas rosadas o blancas, frescas
- Setas portobello
- Gandules frescos

Receta Para Polvo De Hornear Casero - Libre De Granos Y Aluminio (según *Bob's Red Mill*)
Ingredientes:
- 4 cucharadas de crema de tártaro
- 4 cucharadas de almidón de arrurruz *arrowroot*
- 2 cucharadas de bicarbonato de soda

Procedimiento:

Mezcle los tres ingredientes, cerniéndolos cinco o seis veces hasta que esté todo bien mezclado y totalmente incorporado.

Equipo Esencial En Tu Cocina

La cocina es el laboratorio donde confeccionamos la salud de nuestro hogar. El diseño de la cocina, los utensilios y la forma en que se preparan los alimentos son factores determinantes para la buena salud de todos. Debemos esmerarnos por preparar alimentos deliciosos pero saludables, ya sea para saborear uno mismo o para compartir con nuestros amigos y familiares. Así, todos disfrutaremos de vivir en salud.

Al cocinar, debemos disfrutar y poner amor en lo que preparamos para que nos dé más gusto compartirlo con los demás. Otro factor importante es tener un equipo adecuado y de buena calidad, para que nuestra inversión sea una duradera. Cuando hablamos de calidad, tenemos que enfatizar en una buena calidad higiénica: por lo tanto, recomendamos tener utensilios de superficies planas, con poca elaboración, los cuales son más fáciles de limpiar y lavar y así eliminamos las posibilidades de residuos o bacterias escondidas.

Lista De Utensilios

1. **Cuchillos**- de acero inoxidable quirúrgico y adecuados para lo que vamos a preparar. No deben tener mangos de madera, ya que son poco higiénicos y poco cómodos en nuestras manos, haciendo la tarea de cortar más difícil.

2. **Tablas De Cortar**- deben estar hechas de plástico polipropileno o de acrílico gomoso, ya que son más higiénicas. Este tipo de tabla de cortar ayuda a mantener afilados nuestros

cuchillos. Nunca debemos utilizar tablas de madera, pues son absorbentes y poco higiénicas. De igual forma debemos evitar cortar en los topes de la cocina, en tablas de cristal o cerámica o de acero inoxidable, ya que dañan el filo de nuestros cuchillos.

3. **Ollas**- deben ser de acero inoxidable quirúrgico y adecuadas en tamaño, proporcional a lo que vamos a cocinar. Los mangos deben ser de plástico que exilien el calor.

4. **Cuchillos Y Utensilios De Cocinar-** deben ser de acero inoxidable quirúrgico con mangos plásticos ergonómicos, que se amoldan a las condiciones de nuestras manos para que sean más cómodos y manejable. Debemos escoger uno adecuado para lo que vamos a preparar.

5. **Coladores, Tazas Y Cucharas De Medir** - deben ser de acero inoxidable o de cristal por factores higiénicos.

6. **Agarraderas**- deben ser insoladas, adecuadas al tamaño de la mano, que le queden cómodas y sean fáciles de agarrar.

7. **Toallas**- se debe tener una para las manos y otra para secar nuestro equipo de cocina. Se deben lavar con frecuencia con un detergente suave, y separadas de la ropa.

8. **Delantal**- el que más le guste, sea cómodo para usted y que le sirva para proteger su ropa. Se deben lavar con frecuencia con un detergente suave y con otras toallas de cocina, y por lo tanto, separado de otra ropa.

9. **Otros Equipos Que Debe Tener:**

- Fuentes o recipientes para mezclar, de cristal o de acero inoxidable, en diferentes tamaños
- Coladores de diferentes tamaños en acero inoxidable
- Procesador de alimentos eléctrico o manual
- Licuadora
- Batidora manual o eléctrica
- Parrilla o plancha eléctrica, preferiblemente de doble tapa
- Rallador o "guayo" de distintos tamaños
- Cubetas para hacer hielo
- Vasos
- Servilletas
- Papel toalla
- Papel encerado *wax paper*
- Papel encerado para hornear *parchment paper*
- Papel de plástico estilo *Saran Wrap*
- Bolsas de plástico de diferentes tipos
- Esponjas
- Escurridor
- Detergentes para lavar platos
- Líquido para limpiar superficies
- Agua pura, o destilada o de osmosis reversible
- Escoba y recogedor
- Mapo o trapeador
- Cubeta con exprimidor
- Platos lindos para servir, o bandejas

Tablas De Equivalencias

UNIDADES DE PESO	
Gramos	Libras
100 gr.	0.2 lb.
150 gr.	0.3 lb.
200 gr.	0.4 lb.
250 gr.	0.5 lb.
300 gr.	0.6 lb.
350 gr.	0.7 lb.
400 gr.	0.8 lb.
450 gr.	0.9 lb.
500 gr.	1.1 lb.
550 gr.	1.2 lb.
600 gr.	1.3 lb.
650 gr.	1.4 lb.
700 gr.	1.5 lb.

LONGITUD	
Imperial	Métrico
⅛ de pulgada	3 mm.
¼ de pulgada	6 mm.
½ pulgada	1.25 cm.
1 pulgada	2.5 cm.

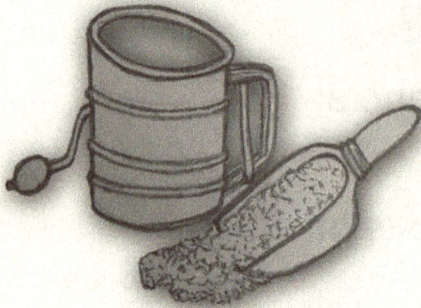

INGREDIENTES LÍQUIDOS Y SÓLIDOS	
Imperial	**Métrico**
1 galón	**3.84 litros**
1 cuarto de galón (4 tazas)	950 ml.
1 pinta (2 tazas)	**480 ml.**
1 taza	237 ml.
¾ taza	**177 ml.**
2/3 taza	158 ml.
½ taza	**118 ml.**
1/3 taza	79 ml.
¼ taza	**59 ml.**
1 onza	30 ml.
1 cucharada (3 cucharaditas)	**15 ml.**
1 cucharadita	5 ml.
¾ de cucharadita	**4 ml.**
½ cucharadita	2.5 ml.
¼ de cucharadita	**1.25 ml.**
1 onza – sólido	28 gramos
1 libra	**454 gramos**
2.2 libras	1 kilogramo

TABLA DE EQUIVALENCIAS DE UNIDADES DE TEMPERATURA – CELSIUS A FAHRENHEIT:

Descripción	Grados Celsius (°C)	Grados Fahrenheit (°F)
Super bajo	110°	225°
Super bajo	120°	250°
Muy bajo	140°	275°
Muy bajo	150°	300°
Moderado	180°	350°
Moderado	190°	375°
Caliente	200°	400°
Caliente	220°	425°
Muy caliente	230°	450°
Muy caliente	240°	475°
Super caliente	260°	500°

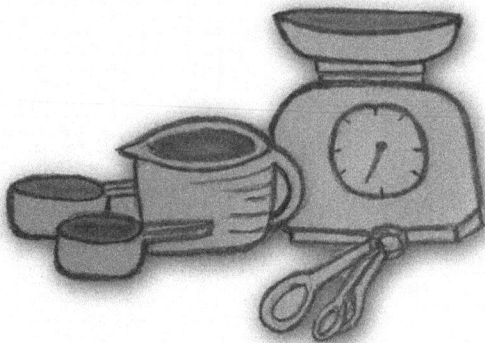

RECORDANDO MI CAMINO

Mi Nombre Y Mi Llegada

Mi Llegada:

Hace más de cuarenta años que llegué a este planeta siendo una gran sorpresa, un regalo de amor y sabor para mi familia. Durante este proceso de crecimiento muchas personas hermosas han forjado y dejado huella en mi corazón. Estas personas me han ayudado a crear mi propio camino y ser luz en mi vida. El regalo más intenso que plasmaron mis padres en mí es el amor. El amor es esa energía intensa que sentimos y acapara nuestro cuerpo con intensidad. Soy un regalo del amor tan intenso que sentían ellos, y que los apasionaba. De esa forma llegué a sus vidas siendo una bebé frágil, delicada y prematura, pero luchadora y con muchos deseos de vivir. El amor incondicional de mi madre me dio veracidad, la ilusión de mi padre me dio alegría, el anhelo de mis abuelos me dio deseos de vivir y el amor de mis hermanos me dio la seguridad de que debía vivir para jugar y crecer a su lado.

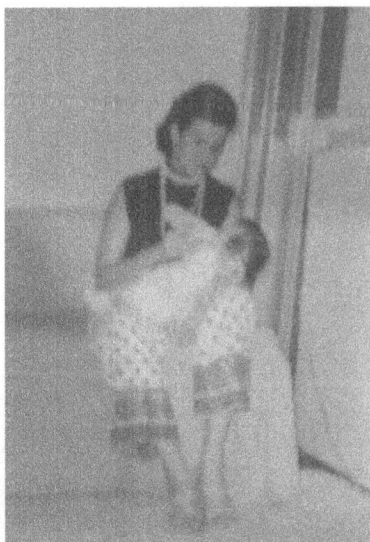

Mi Nombre:

Mi nombre no es uno común, y resulta difícil de comprender. Tiene un origen muy particular. Fui un sueño realizado por mi madre, y es la primera composición artística y creativa para reconocer mi ser. Fue fruto de su imaginación durante su noviazgo con mi padre, mientras estudiaba su bachillerato en la universidad. En una clase de filosofía, surge la idea de Lydia Isabel, llegando a realizarse en mí como Lydibel de los Ángeles. Lydia es de origen griego, y nombra antiguas tierras lejanas gobernadas por Midas, un rey de origen árabe. Le da a mis manos un toque especial para crear. Isabel, de origen español, significa "consagrada de Dios", lo cual significa belleza para mí. Le da tradición y origen a mi vida. Mi padre quiso hacer un reconocimiento a la admiración y amor por mi madre y su familia, y por eso decidió acompañar mi primer nombre con un segundo nombre, haciendo de éste uno larguísimo que suelo olvidar: "de los Ángeles". Esto pareció entonces traer bendición, protección y espiritualidad, que aún me acompañan. Aunque no haga uso de este nombre tan largo, me ha dado orgullo utilizarlo en mis documentos oficiales a lo largo de mi vida. Sobre mí, el regalo de sabiduría y responsabilidad llegó con un gran nombre.

Mi Desarrollo Inicial:

Durante mis primeros días mi madre se dedicó en cuerpo y alma a mi supervivencia, alimentándome, con sabiduría, mimos y amor. Fueron días muy largos y noches muy cortas para ella. Mi hermano mayor, de tan solo nueve meses y once días, no podía comprender todo lo que estaba pasando. Mi abuela materna vino a vivir con nosotros indefinidamente para ayudarnos. Su amor es el más noble que recuerdo. Siembre recibí de ella dulzura y belleza, lo que entonces veía en mí. Mi querida abuelita, tan linda por dentro como por fuera, su nombre compone la musicalidad del final de mi nombre. La recuerdo por su sencillez, su olor a jabón de rosas y polvo fresco. Partió de nuestras vidas sin una despedida apropiada, llegué tarde, y no sé si se fue de esta vida sin saber el lindo ejemplo que dejó en mí, y un amor único y transcendental. Ella sembró en mí el deseo de regresar a mi tierra.

A mi pediatra le agradezco el enseñarme que la leche de vaca es creada para los becerros, dado mi rechazo innato y apatía por este producto. Pienso y sigo sin entender cómo, siendo mamíferos, utilizamos la leche de otro mamífero como alimento cuando éste no nos pertenece. De este doctor también aprendimos que no era necesario consumir huevos como fuente de vitaminas para el desarrollo de nuestro cuerpo, ya que mi cuerpo también los rechazaba. Gracias por cuidarme con delicadeza y respeto, a pesar de ser chiquita y delicada.

Durante algún tiempo, en el periodo de mi gestación y mi primera infancia, mi madre y abuela paterna tomaban clases de cocina internacional. Según mi madre, esto despertó mi paladar y olfato desde temprano. Fue información sensorial que impactó mi vida. Mi amor por la repostería y postres surge de los lindos recuerdos que tengo de hornear desde niña con mi querida abuela, que en muchos sábados se daba a la tarea de educarme con cuentos, costuras, bordados, labores, recetas y mucho más. Estos pequeños detalles crearon mis dulces recuerdos, y es el inicio de lo que por años llegó a ser mi vocación. No hay bizcocho, ni flan más rico que los que probé hechos por mi abuela. Mi abuela me enseñó a apreciar los libros, pero en especial los de cocina, ya que decía que si uno sabe leer, sabe cocinar. Ella me enseñó a seguir una receta, a medir los ingredientes adecuadamente y a probar la sazón de la comida. Juntas aprendimos a cocinar por el libro y con el libro. Esto para mí era una nueva forma de leer y ver el aprendizaje desde la cocina, sobre todo cuando a ella no le gustaba mucho cocinar, pero lo que hacía siempre le quedaba riquísimo. Ella lo planificaba y lo organizaba todo, y son destrezas que se han quedado muy marcadas en mí. Ella siempre ponía su amor en lo que hacía y cocinaba para complacer a los demás, compartiendo de sí. Mi abuela, una mujer líder en sus tiempos, una elegante mentora y mi mejor amiga, a quien extraño todos los días, pero su legado vive en mí. Su nombre es parte de quien yo soy.

Mi Familia Y Mi Herencia:

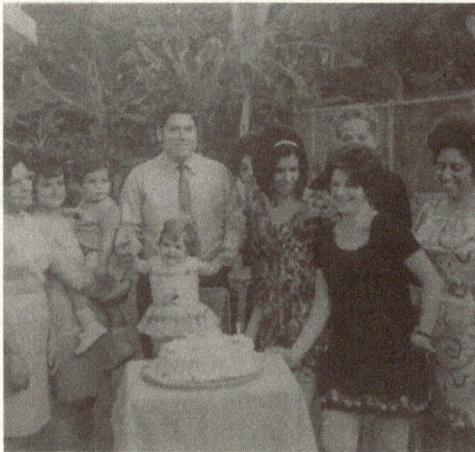

Mis abuelos y mis tíos son hombres que pasaban poco tiempo en la cocina, pero dejaron algunos recuerdos en mí. Mi abuelo me enseñó a respetar con el aroma del café. Mis tíos me enseñaron a pelar ajos, a cortar de distintas formas la cebolla y el disfrutar de las ricas piñas de nuestra tierra. De los hombres de mi familia solo recuerdo el recibir mimos, pero mis abuelos fueron, cada uno de ellos, grandiosos en mi vida. Mi abuelo enfermó de una enfermedad que lo hacía temblar, pero de su recuerdo aprendí el amor por el campo, la tierra y el poder disfrutar de los animales con compasión y viendo en ellos grandes amigos. Recuerdo en sus visitas los pollitos y patitos de colores que nos traía para jugar con nosotros. Estos animalitos luego de un tiempo desaparecían, y solo queda en mí su recuerdo.

Mi viejito, bien viejito, mi gran abuelo, me enseñó a ver el caminar como el mejor de los ejercicios, a ver fortaleza en la oración, y a disfrutar un rico café juntos, entre amigos, siempre que se pueda. Él también me enseñó con mi abuela a llevar un presupuesto, siendo esta la clave para manejar las finanzas del hogar y poder ahorrar, para disfrutar de viajes y sueños con los que más amas y descubrir las bellezas de nuestro planeta. Aún recuerdo la historia que vi en sus ojos, aunque su luz ya se apagó.

Mis tías abuelas y tías son recuerdos de muchas caricias, consejos y cuidados, que despertaron en mí la sazón de nuestras tradiciones, y recuerdos que llenan mi paladar de memorias que aún viven en mi mente, tales como el aroma riquísimo de sus hogares.

Ellas son muchas, e igualmente son muchos los sabores que aprendí a disfrutar con cada una de ellas, aunque aprendí muchas cosas más de las que aquí puedo recordar.

Mi abuela, con sus hermanas e hijas, son como las hadas de mi sazón. En la cocina de mi abuela nunca faltaban las viandas, los gandules o granos frescos, las frutas del país y jugos naturales. Ella siempre recibía a sus hijos y nietos con galletitas recién horneadas y jugos naturales frescos de las frutas del patio. Para todo el que llegaba a su casa siempre encontraba algo que comer y compartir. Muchos la recuerdan por su rica comida. El aroma más rico que recuerdo es el del arroz con dulce en Navidad. Este aroma intenso de especias y clavos de olor me lleva a capturar su recuerdo con mi té de jengibre, llenando de luz la más oscura de las tardes, o los días lluviosos.

Bebidas Y Licuados

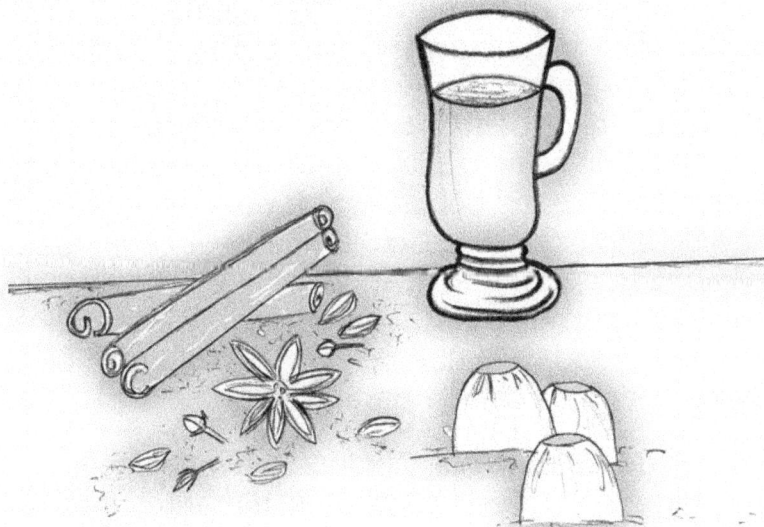

La bebida perfecta por excelencia es el agua pura y en segundo lugar podría ser el agua de coco fresca. Debemos evitar comer y beber a la vez, para tener una mejor digestión. Cada vez que consumimos sólidos y paramos para beber algo, se paraliza la digestión, ya que la digestión de sólidos y líquidos es diferente. Si tomamos agua veinte minutos antes de comer y masticamos apropiadamente, no necesitaremos comer y beber a la vez. Pero, en momentos que se desee merendar o sustituir una comida, podemos hacer un rico jugo natural o un licuado de frutas frescas. Es muy bueno iniciar el día con una bebida como esta, ejercitarse y luego más tarde desayunar.

En esta sección de recetas les presento algunas alternativas para los que deseen sustituir comidas por jugos o licuados. Debe saber que es muy importante no hacer combinaciones de raíces con otros vegetales. Si va a mezclar o incluir varias frutas, que sean siempre frutas enzimáticas tales como piña, manzana y papaya, para una buena digestión y obtener un valor nutricional óptimo de las mismas. Utilice siempre frutas frescas maduras, jugosas y de temporada, así no tendrá que añadir endulzantes a sus bebidas. Si fuera necesario algún tipo de endulzante, utilice jarabe de arce o *maple syrup*. Evite añadir azúcar, y si tuviese que usarla, utilice un poco de azúcar turbinada. Nunca utilice azúcar refinada, ya que no provee ningún valor nutricional y es dañina para la salud.

* Si desea sustituir comidas o ayunar debe consultar un profesional de la salud antes de hacerlo y observar sus recomendaciones.

Bebidas

Té De Jengibre Y Especias Chai Tea Latte

Ingredientes:

- 1 pedazo de jengibre de 2 pulgadas más o menos
- 1 palito o raja de canela
- 1 hoja de laurel
- 4 o 5 clavos de olor
- 3 o 4 estrellas de anís o anís estrellado
- 1 cucharadita de cardamomo molido o aceite esencial de cardamomo (opcional)
- 1 pizca de nuez moscada fresca rallada
- 3 tazas de agua pura
- 2 o 3 cucharaditas de hojas de té verde o 3 fundas de té de la India
- 1 ½ taza de leche de coco fresca
- 2 o 3 cucharadas de jarabe de arce o *maple syrup,* o azúcar turbinada a gusto
- 1 cucharadita de extracto de vainilla

Procedimiento:

Lave y corte en ruedas el pedazo de jengibre.

En una cacerola ponga el jengibre con las especias y cubra con el agua. Ponga la cacerola a fuego moderado y deje hervir hasta que esté burbujeando activamente. Deje hervir por 3 a 5 minutos. Retire del fuego, añada el té y tape. Deje reposar por 10 a 15 minutos.

Mientras, ponga a hervir la leche de coco. Una vez hierva, retire del fuego y añada el azúcar y la vainilla, y bata con un batidor de mano para bebidas hasta que quede espumoso.

Cuele el té y descarte el jengibre y las especias. Sirva en tazas grandes (como ¾ partes de la taza). Corone con la leche de coco cremosa. La sazón de este té es neutral, para permitir el disfrute del jengibre y las especias. Si fuese necesario, puede endulzarlo más.

Este té es uno de mis favoritos. Despierta en mí la creatividad y la relajación. Me encanta hacerlo para mis amigas y para mi hija, cuando deseamos algo rico para acompañar una buena conversación en una tarde de lluvia, o para acompañar ricas galletitas caseras cuando aún es muy temprano para cenar. Este té es perfecto después de un rico almuerzo dominical, ya que ayuda a una buena digestión.

En tardes de mucho calor lo puede dejar refrescar y servir sobre hielo, pero no es la forma tradicional.

Sirve 2 tazas grandes o 4 pequeñas, dependiendo del tamaño de sus tazas.

Jugos, Licuados Y Batidas

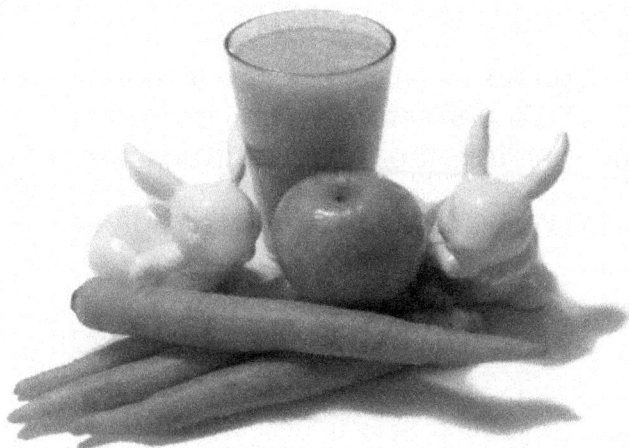

Jugo De Zanahorias Purificador

Ingredientes:

- 1 taza de jugo de zanahorias fresco (extraído de 4 zanahorias)
- 1 manzana fresca, pelada y picada en cubos
- 1 pedacito de jengibre fresco pelado como de ½ pulgada
- ½ taza de hielo picado su gusto (opcional)

49

Procedimiento:

Pele y corte las raíces y manzanas en pedazos. Extraiga el jugo de zanahoria en su máquina de jugo o licuadora. Si usa licuadora tiene que añadir ½ taza de agua y colarlo si no le gusta la pulpa. Vierta todos los ingredientes en la licuadora junto al jugo de zanahoria y el hielo si le gusta helado. Pulse varias veces hasta que esté cremoso.

Este jugo no es solo refrescante sino que es purificador. Es perfecto para compartir entre amigos luego de ejercitarse o hacer estiramientos.

Sirve 2 vasos como de 8 onzas cada uno.

Jugo Energético

Ingredientes:

- 1 manzana fresca, pelada y picada en cubos
- 1 taza de jugo fresco de zanahoria (extraído de 4 zanahorias)
- 1 remolacha pequeña o ½ remolacha mediana, pelada y picada en cubos
- ½ taza de hielo picado si gusta (opcional)

Procedimiento:

Pele y corte las raíces y manzanas en pedazos. Extraiga el jugo de zanahoria, remolacha y manzana en su máquina de jugo. Si usa licuadora, debe añadir ½ taza de agua y colar si no le gusta la pulpa. Vierta todos los ingredientes en la licuadora junto al jugo de zanahoria y el hielo si le gusta helado.

Pulse varias veces hasta que esté cremoso.

Este jugo, rojo como el amor verdadero, es perfecto para sustituir una comida o para un desayuno energético y lleno de vitaminas. Sirve para limpiar y purificar el cuerpo.

Sirve 2 vasos de como 8 onzas cada uno.

Jugo Detox

Ingredientes:

- 3 remolachas pequeñas
- 3 manzanas sin cáscara
- 1 pedacito de jengibre fresco pelado como de ½ pulgada
- 1 taza de frambuesas (opcional)

Procedimiento:

Pele y corte las remolachas y manzanas en pedazos. Extraiga el jugo en su máquina de jugo o licuadora. Si usa licuadora tiene que añadir ½ taza de agua (cuele si no le gusta la pulpa). Vierta todos los ingredientes en la licuadora junto al hielo, si le gusta helado. Pulse hasta que esté cremoso.

Con la llegada del Siglo XXI todo es más tóxico, y más rápido. Los jóvenes viven más de prisa. La gente no se toma el tiempo de masticar y disfrutar los alimentos. Muchos quieren nutrirse mientras caminan o manejan.

Este jugo no es solo refrescante: es purificador. Le ayudará eliminar toxinas de su cuerpo, por eso se llama "desintoxicante" (*detox*).

Si las frambuesas no son de su agrado o están fuera de temporada, lo puede preparar sin las mismas. No cambia mucho la fórmula, pues son un complemento. Estas solo le dan dulzura y el factor antioxidante a este jugo.

Sirve 2 vasos como de 8 onzas cada uno.

Jugo Paraíso Tropical

Ingredientes:

* 1 papaya mediana madura, pelada, sin semillas y cortada en pedazos
* 1 piña pequeña (piña pan de azúcar) pelada y cortada en pedazos
* 1 pedacito de jengibre fresco pelado como de ½ pulgada
* 1 ¼ taza de agua coco fresca (añada al final)

Procedimiento:

Pele y corte las frutas y el jengibre en pedazos. Extraiga el jugo de las frutas en su máquina de jugo o licuadora. Si usa licuadora tiene que añadir ½ taza de agua (cuele si no le gusta la pulpa).

Vierta todos los ingredientes en la licuadora junto al hielo, si le gusta helado. Pulse varias veces hasta que esté cremoso.

Este jugo es refrescante, purificador y le ayudará a suplir su cuerpo de vitaminas. Es perfecto para hidratarse en una tarde de primavera o verano, ya que es energizante, cálido y dulce como nuestro sol.

Decore sus vasos con sombrillas de bebidas tropicales para darle un toque especial.

Sirve 2 vasos como de 8 onzas cada uno.

Jugo De Verano

Ingredientes:

- 2 o 3 zanahorias peladas
- 1 piña pequeña (piña pan de azúcar) pelada y cortada en pedazos
- 1 pedacito de jengibre fresco pelado como de ½ pulgada

Procedimiento:

Pele y corte las zanahorias, la piña y jengibre en pedazos. Extraiga el jugo de las frutas y raíces de su máquina de jugo o licuadora. Si usa licuadora tiene que añadir ½ taza de agua (cuele si no le gusta la pulpa). Vierta todos los ingredientes en la licuadora junto al hielo si le gusta helado. Pulse varias veces hasta que esté cremoso.

Este jugo no es solo refrescante y energético, sino que también le ayudará a suplirse de vitaminas y minerales esenciales. Es candente, dulce y picantito.

53

Una bebida como esta es perfecta para refrescarse en las tardes o para sustituir una cena en noches que no desee cocinar. Si desea sustituir comidas, debe ingerir la receta completa lentamente o en dos porciones.

Sirve 2 vasos como de 8 onzas cada uno.

Jugo O Tónico Antinflamatorio

Ingredientes:

- 5 zanahorias peladas (como 1 libra)
- 1 pedacito de cúrcuma fresca pelada como de 1 pulgada
- 1 pedacito de jengibre fresco pelado como de ½ pulgada

Procedimiento:

Pele y corte las zanahorias en pedazos. Lave y corte a la mitad los pedacitos de cúrcuma y jengibre. Para extraer el interior del jengibre y la cúrcuma, raspe las mismas con una cuchara y descarte las cáscaras. Extraiga el jugo de las frutas y raíces en su máquina de jugo o licuadora. Si usa una licuadora tiene que añadir ½ taza de agua (cuele si no le gusta la pulpa). Vierta todos los ingredientes en la licuadora junto el hielo si le gusta helado. Pulse varias veces hasta que esté cremoso.

Este jugo energético activa la circulación de su cuerpo y le dará vigor y una chispa de juventud. Es como un atardecer intenso y ardiente.

Este jugo es perfecto para iniciar el día o para sustituir un desayuno en días de mucha prisa. Si desea sustituir un desayuno, debe ingerir la receta completa lentamente o en dos porciones.

Sirve 2 vasos como de 8 onzas cada uno.

Horchata De Ajonjolí

Ingredientes:

- 1 taza de semillas de ajonjolí tostado, molido*
- 3 o 4 tazas de agua pura
- 1 palito o raja de canela
- 2 a 4 cucharadas de azúcar morena turbinada, o de jarabe de arce o *maple syrup*, a gusto
- 1 cucharadita de extracto de vainilla

Procedimiento:

Si no consigue las semillas de ajonjolí tostadas puede tostar las semillas usted mismo. Para tostar el ajonjolí debe precalentar un sartén no adherente a fuego bajo moderado. Vierta 1 taza de las semillas y tueste agitando constantemente, velando que no se quemen ni se peguen. Remoje el ajonjolí en una taza con agua por 2 o 3 horas o de un día para otro. Una vez listo, descarte el agua y enjuague sobre un colador. Conserve las semillas de ajonjolí.

Prepare un jarabe simple casero, poniendo 2 tazas de agua en una cacerola a fuego moderado. Una vez hierva añada el azúcar o endulzante, y la canela. Mezcle bien hasta que se disuelva totalmente el azúcar. Retire la canela y añada la vainilla.

Retire del fuego y deje refrescar hasta que pierda el calor. Una vez fresco ponga a enfriar en la nevera. Licue en alta velocidad las semillas de ajonjolí remojadas con una taza de agua. Pulse hasta triturar todas las semillas y obtener un líquido blanco. Cuele sobre un fino sedado o colador para remover la cáscaras de las semillas. Regrese el líquido a la licuadora. Añada el jarabe simple y bata rápidamente hasta que esté bien mezclado y parezca un líquido blanco cremoso.

*En los días de mucho ajetreo, o para acortar pasos, puede utilizar harina de ajonjolí molido. Tiene excelente sabor, no contiene azúcar y no necesita colarse. En este caso omita los primeros pasos.

La horchata es tradicional en toda Latinoamérica y se le recomienda a madres lactantes, mujeres embarazadas y a todos aquellos que deseen mantener su peso. Me trae lindos recuerdos, porque aunque cuando llegó a mi vida siendo niña en El Salvador no me encantó (tenía entre 8 a 10 años), aprendí a tomarla durante el tiempo que lactaba y acurrucaba a mis hijos en el sillón. La horchata le permite a la madre lactante aumentar la producción y calidad de la leche materna, para así sostener mejor al bebé, permitiéndole a todos dormir mejor. Se recomienda también para niños en edad de desarrollo por su alto contenido de hierro y calcio natural. Además, es muy buena para compartir con los jóvenes de la tercera edad que ya no tienen muchos deseos de comer.

A muchos les gusta usar esta leche para preparar batidas complementándola con leche de coco o frutas. A nosotros en casa nos gusta con leche de coco.

Batida "*Alibaba*" De Ajonjolí Y Coco

Ingredientes:

- 3 tazas de horchata de ajonjolí (página 55)
- 1 taza de leche de coco sin azúcar
- 1 o 2 cucharadas de azúcar morena turbinada, o de jarabe de arce o *maple syrup*, a gusto
- ½ cucharadita de extracto de vainilla
- ¼ cucharadita de nuez moscada rallada fresca
- ¼ cucharadita de canela molida
- 1 pizca de sal marina (opcional)
- Hielo a gusto
- Cerezas o coco rallado tostado para decorar

Procedimiento:

Vierta todos los ingredientes en la licuadora, menos las cerezas o coco rallado tostado, y pulse a velocidad moderada. Sirva en vasos y decore a gusto con una cereza o coco rallado tostado.

Si le sobra batida, puede hacer paletas de ajonjolí en un molde para paletas o vasos de papel. Para hacerlas con vasos de papel, ponga en el congelador por una hora o hasta que cuaje un poco, luego ponga palitos en los centros de los vasos y tape con papel encerado hasta servir.

Congele por lo menos 3 a 4 horas o de un día para el otro para que se cuajen bien. Estas paletas son perfectas para una merienda en una tarde de verano. Esta es una de las recetas favoritas de mi suegro, un hombre muy sabio, gran padre y abuelo. Él es un regalo en la vida de quienes lo llegan a conocer de verdad.

Batida De Papaya

Ingredientes:

- 1 ½ taza de papayas maduras, picadas
- 1 taza de leche de coco o cáñamo
- 1 cucharada de azúcar turbinada
- 1 cucharadita de extracto de vainilla
- ½ taza de hielo o más, a gusto

Procedimiento:

Pele y corte la papaya en pedazos. Viértalos en la licuadora con la leche, su endulzante a gusto, la vainilla y el hielo. Pulse rápidamente hasta que esté todo bien mezclado.

Sirva en vasos altos y decore con frutas.

Esta batida me recuerda los bellos atardeceres de la costa este, por Fajardo. Es perfecta para despedir el día, o para ver un lindo amanecer en el oeste.

Sirve 3 o 4 vasos como de 8 onzas cada uno.

Licuado De Manzana

Ingredientes:

- 1 manzana roja jugosa, sin cáscara
- 2 manzanas verdes jugosas, sin cáscara
- 1 pedacito de jengibre fresco pelado como de ½ pulgada (opcional)
- ½ taza de agua

- ½ taza de hielo picado
- 1 pizca de canela rallada (opcional)

Procedimiento:

Pele y corte las manzanas en pedazos. Descarte las semillas.

Extraiga el jugo de las manzanas y del jengibre (si va a usar jengibre en la receta) en su máquina de jugo o licuadora. Si usa licuadora tiene que añadir ½ taza de agua (cuele si no le gusta la pulpa). Vierta todos los ingredientes en la licuadora junto al hielo, si gusta. Pulse varias veces hasta que esté cremoso.

Este jugo es refrescante, riquísimo y un agente digestivo enzimático. Si el jengibre no es de su agrado, puede obviarlo. El jugo quedará más dulce. Sirva en vasos y corone con una pizca de canela.

Este jugo me recuerda a mi papá, y sus brazos protectores. Es perfecto para acompañar una caminata en la playa.

Sirve 2 vasos como de 8 onzas.

Licuado De Papaya Y Piña

Ingredientes:

- 1 taza de papaya madura, picada
- ½ taza de piña fresca, picada
- 1 ½ taza de agua
- ½ taza de hielo picado, o más a gusto
- Ruedas de piña para decorar

Procedimiento:

Pele y corte las frutas en pedazos. Viértalos en la licuadora junto al hielo y el agua. Licue rápidamente hasta que estén bien mezclados y con consistencia espesa. Vierta en una jarra grande. Sirva en vasos altos y decore con las ruedas de piña.

Este licuado es refrescante y dulce, pero tiene su toque agrio también. Es perfecto para los miércoles calurosos en la mitad de una larga semana.

Sirve 3 a 4 vasos como de 8 onzas cada uno.

Piña Colada

Ingredientes:

- ½ taza de piña fresca, picada
- ½ taza de jugo de piña, frío
- 1 taza de leche de coco, fría
- ½ taza de hielo picado, o más a gusto
- Ruedas de piña, coco rallado y cerezas rojas para decorar

Procedimiento:

Pele y corte la piña en pedazos. Viértalos en la licuadora junto al hielo, la leche de coco y el jugo. Licue rápidamente hasta que estén bien mezclados y con consistencia cremosa. Sirva en vasos altos y decore con las ruedas de piña, el coco rallado y las cerezas, si gusta.

Esta bebida, original del Viejo San Juan, es muy tradicional en nuestra bella isla y es una de mis favoritas desde mi niñez.

Sirve 2 a 3 vasos como de 8 onzas cada uno.

Las Tías

Todas las tías y tías abuelas son regalos de amor y tradiciones que atesoro en la esencia de mi corazón. Todas ellas revolotean por mis recuerdos. De la mayor de mis tías abuelas, quien llegó a conocer a mi hijo mayor, tengo en mi recuerdo el aroma de la sopa, el caldo y los ricos *"pancakes"*. Me inculcó el encanto por las frutas como la papaya, el guineo y la leche de coco tierno fresca en su cocina. De otra tía recuerdo la nota cítrica y ácida del sabor del rico jugo de limón del patio, y cómo disolvía el azúcar en agua caliente antes de combinarla con el zumo fresco del limón. Ella fue una mujer muy sabia, y modista como ninguna otra que recuerdo. Su vecina, mi querida tití bilingüe, hacía el mejor bizcocho de zanahoria con coco y piña que conozco.

Otra hermana de mi abuela, quien fue su compañera fiel hasta sus últimos días, era quien mantenía todo lindo y recogido. Siempre recomendaba las cremas para manos y cara, el dormir bien y la siesta de la tarde. Ella era tan linda como olorosa. Le gustaba el té de manzanilla, ya que invitaba al descanso.

Pero de todas tenía una tía abuela favorita, que fue la que más me duró, y quien llegó a conocer a todos mis hijos. Mi querida tití me enseñó a sentirme orgullosa de nuestras raíces, aún en el extranjero. Ella se dio a la tarea de enseñarnos la sazón de nuestras tradiciones, como hacer un rico sofrito, con cilantro, pimientos morrones, ajo y cebolla, siempre fresco y colorido, como la base para el condimento puertorriqueño. No habían habichuelas más ricas que las de ella, ni tostones con mojo de ajo como los de ella. Me enseñó a comer saludable para mantener la figura. Pasé muchos veranos a su lado en mis viajes a Estados Unidos. Fue quien despertó en mí el interés por la moda, y a reconocer las grandes marcas en Nueva York. Más que una tía, fue una abuela más, y otra bisabuela para mis hijos. Exigente, dominante, pero muy lista.

Mis tías maternas son la extensión del hogar de mi mamá. La menor me enseñó a siempre sonreírle a la vida y disfrutar lo que a uno le gusta. Mi favorito de sus platos era su rica ensalada de papas. Los que la conocen bien dicen que yo me parezco mucho a ella, más aún que a mi mamá. Mi otra tía siempre acompañó a mi abuela, ya que eran algo así como inseparables. Aprendí lo que era cocinar sencillo y rápido. Recuerdo los gandules que frecuentaban todo el año en su cocina.

Mis otras tías, las esposas de mis tíos, eran muy unidas y de ellas también aprendí muchas cosas buenas. La mayor de ellas me enseñó la importancia del comino, el achiote y las hierbas frescas, y cómo siempre hacían la diferencia en su comida. En su cocina se colaba el café en una media, cosa absurda para mí en esos tiempos cuando ya existían distintos tipos de cafeteras. Siempre comíamos todos en su casa. Mi otra tía, educadora y maestra de vocación, dejó en mí la chispa de educar sobre la salud a generaciones más jóvenes, y la importancia de compartir nuestro conocimiento. Los detalles, regalos y regaños para nosotros no faltaban. Su sonrisa vive en mi corazón. Las reuniones familiares eran alegres, llenas de música, baile, sabores variados y gran emoción.

Siempre pasaban cosas, unas cómicas y otra no tan cómicas, pero así lograron hacer de nosotros una familia grande y unida.

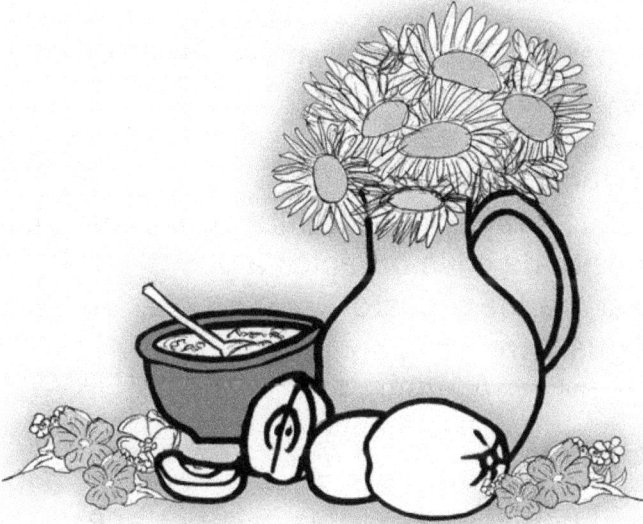

Sopas Y Cremas

Las sopas pueden ser un primer plato, o una comida liviana para cuando deseamos nutrirnos adecuadamente, pero de forma ligera. El tomar una sopa facilita la digestión, estimula el apetito y nos llena de energía. Si usamos tubérculos, estos deben ser frescos y tiernos. Hay distintos tipos de sopas, y no hay nada más rico y elegante que una crema suave, pero las sopas rústicas son también sabrosas. Muchos podemos recordar el aroma mañanero de la cocina de nuestras abuelas, quienes luego de hacer el café, iniciaban la mañana con la creación del caldo para la sopa. Casi todos podemos recordar la tradicional sopa de fideos con papas, sobre todo en aquellos días fríos. Estos recuerdos despiertan en mí lindas memorias de la infancia y el amor de la sazón de mis tías y abuelas.

Sopa De Papa Y Zanahoria

Ingredientes:

- 2 papas para asar grandes, preferiblemente orgánicas
- 1 cebolla picadita
- 1 zanahoria
- 2 cucharadas de levadura de cerveza líquida
- Aceite de oliva orgánico a gusto
- Sal marina a gusto
- Agua pura

Procedimiento:

Lave y pele las papas y la zanahoria. Ralle las papas y zanahorias para crear fideos. Lo puede hacer a mano con el rallador mediano o con el procesador de alimentos. Ponga las papas en agua hasta que haya terminado de rallarlas todas para que no se oxiden. Lave sobre un colador hasta que el agua salga totalmente clara y haya retirado el exceso de almidón. Precaliente una cacerola a fuego moderado. Una vez caliente, vierta las ralladuras de papa y zanahoria. Añada la cebolla, sal y levadura de cerveza líquida. Añada el agua hasta cubrir la ralladura y mezcle bien. Baje el fuego, tape y cocine por 10 a 15 minutos. Vigile que no se evapore el agua, mueva ocasionalmente para que no se pegue. Destape y cocine por 5 a 10 minutos más o hasta que sus fideos de papa y zanahoria estén tiernos. Sazone a gusto con sal y aceite de oliva.

Sirve de 1 o 2 porciones, dependiendo de su apetito.

Este es un plato perfecto para comenzar una alimentación sana. Es uno de los platos con los cuales comencé a alimentar a mis hijos. Tiene un rico sabor de hogar.

Sopa De Cebolla Al Estilo Francés

Ingredientes:

- 1 ½ cucharadas de aceite extra virgen de oliva
- 3 o 4 cebollas de un núcleo, a la mitad y finamente lasqueadas en medias lunas (como 4 tazas)
- 3 o 4 ramitos de tomillo fresco (como 1 cucharada de las hojas o ½ cucharadita seco molido)
- ½ cucharadita de perejil seco molido
- ½ cucharadita de romero seco molido
- 1 o 2 cucharadas de vinagre balsámico de buena calidad
- 2 cucharadas de levadura de cerveza liquida
- 1 cucharada de aminoácidos de coco *Coconut Aminos*
- 3 tazas de agua
- 3 tazas de caldo de verdura bajo en sal o 5 tazas de agua en total
- 2 o 3 hojas de laurel
- 1 o 2 dientes de ajo sin núcleo
- 2 cucharaditas de sal o a gusto
- ½ taza de queso parmesano o mozzarella vegano si gusta (opcional)
- Tostadas de *Súper Pan* o pan libre de trigo (opcional)

Procedimiento:

Lave, limpie y corte las cebollas a la mitad. Rebane o lasque finamente las cebollas con una mandolina o procesador de alimentos.

Caliente una cacerola grande a fuego moderado. Una vez caliente añada el aceite de oliva, las cebollas y la sal. Cocine por 5 minutos, moviendo constantemente. Añada el vinagre y cocine de la misma manera por 10 minutos más y vierta ½ taza del caldo de verduras para prevenir que se quemen o peguen las cebollas.

Baje el fuego y añada el resto del caldo, el agua, las especies y demás ingredientes. Deje hervir y cocine por 10 a 15 minutos más, moviendo ocasionalmente. Retire del fuego y deje tapado.

Remueva las hojas de laurel y tueste el pan. Ponga un poquito de queso vegano de su selección y tueste en el asador como por 3 minutos hasta que se derrita el queso.

Sirva la sopa en tazones o platos hondos y acompañe con las tostadas gratinadas y un poco más de queso vegano sobre la sopa si gusta.

Sirve 2 o 3 porciones

Esta sopa con las tostadas gratinadas no solo es un plato hermoso sino saludable. La sopa de cebolla es muy especial para mí, y trae lindos recuerdos a mi corazón ya que mi abuela me la preparaba cuando tenía catarro para aliviar la congestión, porque la combinación de cebolla con estas especias ayuda a eliminar toxinas de nuestro cuerpo relajando los bronquios.

Luego, más tarde en mi vida, aprendí con mi vecina a hacer esta deliciosa sopa y servirla al estilo francés, con las tostadas gratinadas.

Esta sopa es un plato sencillo pero perfecto para servir e impresionar a amigos en cualquier ocasión. A quien sirva esta rica sopa se sentirá especial, apreciando el amor y empeño en preparación que ha puesto hacia ellos al preparar este plato para compartir. Tenga en mente que este plato no causa una rica impresión a muchos niños, ya que a muchos les gustan las cebollas.

Crema De Ajo

Ingredientes:

- 1 papa dorada *Yukon* mediana, orgánica
- 3 tazas de agua pura
- 2 a 3 dientes de ajo sin núcleo y picado en lascas
- ¼ cebolla picada en trozos pequeños
- ½ cucharadita de sal
- Aceite de oliva orgánico a su gusto

Procedimiento:

Lave y pele la papa, los dientes de ajo y la cebolla. Píquelos en trozos. Precaliente una cacerola grande a fuego moderado. Una vez caliente, vierta la papa y sal. Añada las 3 tazas de agua y mezcle bien. Deje hervir y baje el fuego, tape y cocine por 10 a 12 minutos. Una vez cocida la papa, retire del fuego. Añada la cebolla y mezcle bien.

Licue con un procesador manual eléctrico o vierta la mezcla poco a poco en la licuadora con un poco del líquido. Prosiga hasta tener una crema suave pero consistente.

Vierta este licuado de papa y cebolla sobre los ajos y mezcle bien. Sazone a gusto con sal y aceite de oliva. Sirva inmediatamente.

Esta crema es perfecta para terminar una larga jornada o si desea descansar y dormir relajado. Ayuda a bajar la presión arterial. Sirve de 1 o 2 porciones, dependiendo de su apetito.

Esta es la crema favorita de mi esposo luego de un largo día de trabajo, para ir a descansar. Aprendí a hacerla con él.

Crema De Papa Y Puerro Vichyssoise

Ingredientes:

- 2 puerros (solo la parte blanca y verde claro)
- 2 papas grandes orgánicas
- 1 cebolla y más para decorar
- ¾ taza de leche de coco o vegana de su selección sin azúcar (opcional)
- 1 cucharada de aceite de coco o de aceite de oliva
- ½ cucharadita de sal marina, o a gusto
- Perejil italiano para decorar el plato

Procedimiento:

Lave, pele y corte la cebolla y las papas en cubos. Lave muy bien los puerros y corte en lascas o láminas finas. Ponga a secar sobre papel toalla. En una cacerola coloque el aceite, caliente a fuego moderado y vierta la cebolla. Deje saltear por 2 o 3 minutos. Agregue las papas y deje saltear por 3 minutos más.

Añada los puerros a la olla y deje sofreír con el resto de los ingredientes durante 2 minutos más. Cubra con agua (como 2 tazas de agua). Deje cocinar a fuego alto moderado por 15 a 20 minutos o hasta que estén tiernas las papas.

Retire del fuego. Triture con la batidora manual. Añada la taza de leche vegana de su selección, si desea sazone a gusto, y termine de triturar o mezclar con la batidora. Esta crema se puede servir caliente o a temperatura ambiente. Una vez servida, decore su plato con aros de cebolla y perejil para que se vea más sabroso.

El vichyssoise es una crema que se sirve y come fría, tradicional durante el verano al norte de Europa. Esta es una de las cremas favoritas de mi papá, y la conocí con él en un viaje de crucero. Es muy rica y refrescante.

Sirve 2 porciones.

Crema De Remolacha (*Borscht*)

Ingredientes

- 2 remolachas medianas o 1 grande, frescas y sin pelar
- 1 papa grande, preferiblemente orgánica
- ½ cebolla
- Rociador de aceite de oliva orgánico
- 2 cucharadas de aceite de oliva
- 2 cucharadas de levadura de cerveza líquida
- 4 a 5 tazas de agua
- ½ taza de leche de papa preparada o vegetariana de su preferencia
- Sal marina a gusto
- 2 cucharadas de crema agria vegana (opcional)

Procedimiento

Lave bien las remolachas con un cepillo para vegetales. Póngalas en una olla o cacerola y cúbralas con agua. Sazone a gusto con sal marina y cocine levemente tapadas a fuego moderado por 20 a 25 minutos o hasta que al introducir un tenedor las remolachas se sientan blandas.

Les recomiendo cocinar las remolachas con su cáscara para así conservar mejor sus propiedades naturales, su color y su sabor. Retire las remolachas del agua y deje reposar por unos 5 a 10 minutos antes de pelarlas y cortarlas.

Lave, pele y corte en trozos la papa y la cebolla.

Vierta o rocíe un poco de aceite de oliva en el fondo de una olla, para dorar la cebolla hasta que esté traslúcida. Añada los trozos de papa y de remolacha. Vierta el agua y la levadura de cerveza. Deje cocinar hasta que la papa esté blanda. Retire del fuego y deje reposar un rato antes de licuar la crema. Puede licuarla con un procesador de manos o puede echar el cocido poco a poco en la licuadora o procesador de alimentos. Pulse hasta tener la consistencia deseada. Vierta nuevamente a la olla la crema ya licuada. Añada 2 cucharadas de aceite de oliva y la leche de papa ya preparada o leche vegetariana de su preferencia y mezcle bien. Verifique la sazón y si fuera necesario añada un poquito de sal. La crema no debe quedar ni muy espesa ni muy aguada.

Si gusta, al servir añada 1 cucharada de crema agria vegana a gusto. Sirva caliente o fría. Sabe rica de las dos maneras.

Esta crema está llena de energía, romance y amor. Es otra de las cremas favoritas de mi papá. Aprendí a comerla en Pennsylvania, en los inicios de mi carrera profesional.

Crema De Setas Portobello

Ingredientes:

- 1 o 2 setas portobello grandes o varias pequeñas (8 onzas o 1 taza, limpias y picadas)
- 1 cebolla picada
- 1 cucharada de aceite de coco o de aceite de oliva

- ½ taza de leche de coco o vegana de su selección sin azúcar
- 1¾ a 2 tazas de caldo de verduras preparado (puede sustituirse por 2 tazas de agua, 1 zanahoria pelada y lavada, ½ cebolla, 2 cucharadas de levadura de cerveza líquida, 1/2 cucharadita de sal, 2 o 3 dientes de ajo y 1 hoja de laurel)
- 1 cucharada de almidón de papas *potato mix,* o almidón de arrurruz o *arrowroot*
- Sal marina a gusto

Procedimiento:

Lave, pele y corte la cebolla. Limpie bien las setas y corte en láminas. En una cacerola coloque el aceite, caliente a fuego moderado y vierta la cebolla. Deje saltear por 3 o 5 minutos o hasta que se empiecen a caramelizar. Revuelva frecuentemente.

Agregue las setas y saltee por 5 minutos más. Añada la leche de coco y 1 ½ taza del caldo de verduras, revuelva y deje hervir, baje el fuego y tape por 10 a 15 minutos o hasta que las setas estén suaves. Disuelva y mezcle bien el almidón en el ¼ de taza de caldo o agua antes de añadir a la sopa. Añada el almidón ya preparado a la sopa mientras lo va meneando constantemente. Una vez incorporado cocine por unos minutos hasta que espese la sopa.

Si le gusta la consistencia cremosa, licue la sopa en la licuadora o con un batidor manual. Pruebe la sazón y ajuste la sal de ser necesario. También puede ajustar la textura de su crema añadiendo un poco más del caldo, como un ¼ de taza adicional.

Retire del fuego y sirva inmediatamente. Decore con más setas si desea. Esta crema es mi favorita, y también se puede usar como salsa sobre papas asadas o para sustituir el caldo de verduras en la receta de papas encamadas (página 173). Es riquísima de cualquier forma.

Sirve 2 porciones.

Crema De Zanahorias

Ingredientes:

- 4 a 5 zanahorias (como una libra)
- 1 papa mediana
- ½ cebolla picadita
- 2 tazas de agua
- ½ cucharadita de orégano molido
- ½ cucharadita de comino molido
- ½ cucharadita de cilantro molido (opcional)
- ½ cucharadita de cúrcuma
- ¼ cucharadita de nuez moscada fresca molida
- 1 diente de ajo sin núcleo y machacado
- 1 cucharadita de sal o más gusto
- 1 taza de leche coco sin azúcar
- ½ cucharada de aceite de oliva orgánico
- Sal marina a gusto

Procedimiento:

Lave y pele las zanahorias y la papa. Píquelas en trozos. Precaliente una cacerola grande a fuego moderado. Una vez caliente, vierta las zanahorias y la papa. Añada la cebolla y sal.

Añada las 2 tazas de agua y mezcle bien. Deje hervir y baje el fuego, tape y cocine por 10 a 12 minutos. Añada las especias y demás ingredientes.

Licue con un procesador manual eléctrico o vierta la mezcla poco a poco en la licuadora con un poco del líquido. Regrese a la cacerola y cocine por 3 a 5 minutos más a fuego bajo. Revuelva constantemente para que no se pegue.

Sazone a gusto con sal y aceite de oliva si gusta. Sirva inmediatamente.

Sirve de 1 o 2 porciones, dependiendo de su apetito.

Nota: Si usted es sensible a los condimentos baje a ¼ o elimine aquellos que no tolera. Tenga en mente que cambiará el gusto de la sopa, pero tendrá una rica crema de zanahoria.

Esta sopa es rica y cremosa, perfecta para compartir con amigos en una tarde de otoño. Calienta hasta el alma más fría y solitaria, llenándola de dulzura y energía por la combinación de raíces y especias.

Hermanos, Primos Y Primas

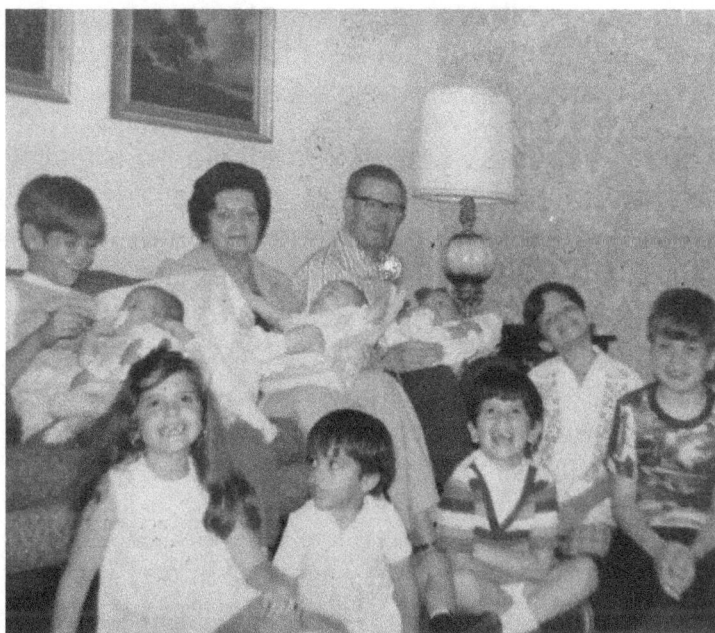

    A mis hermanos, primos y primas, los recuerdo con un sabor riquísimo y deseo recordar todas las travesuras y agradecerles por despertar en mí la creatividad, cocinar juntas para las muñecas, correr y brincar por el patio, los veranos en la playa y todos los días de juego. Recuerdo tomar frutas de los árboles como guayabas, acerolas, grosellas, cundeamores, guineos, plátanos, chinas, mandarinas, toronjas, limones, fresas silvestres de la finca y probar las hojas del patio como el recao y el orégano.

Por otro lado, nunca podré olvidar ver el pavo y el cochinito en el patio de la casa de mis tíos, los que luego pasaron a decorar la mesa de acción de gracias y Navidad. Llamaron cena a un animalito de su patio, y yo en aquel momento no lo entendía bien, pero no los he olvidado. Algunos insisten en llamar crueles a aquellos que maltratan a una mascota, pero, ¿qué diferencia hace un animal del otro? Son todos criaturas y amigos de nuestra inocencia.

A todos los que vivieron y me llevaron a vivir momentos como éstos, los quiero perdonar en mis recuerdos. Muchos de mis primos no entienden por qué no soy ya parte de sus reuniones familiares, pero no puedo compartir más crueldad con lo que ellos llaman comida. Aún disfruto sus visitas y recuerdos con una gran sonrisa. Ahora de adulta soy diferente, pero los invito a disfrutar juntos el deleite de mis creaciones culinarias a pesar de ser vegetarianas.

A mi prima favorita, una artista, le doy las gracias por su valentía de querer crear a mi lado y atreverse a comer conmigo sin temor. A ti me une algo muy especial, que es el amor y las memorias de las fiestas de té, los bautizos de muñecas en la casita de muñecas en tu patio, las fiestas de disfraces y primeros bailes (*disco parties*). Hemos compartido y seguimos compartiendo muchos momentos lindos durante toda nuestra vida, y nos unen los recuerdos de nuestras abuelas. Te pido, querida prima, que sigas siendo parte de mi vida para reírnos juntas de viejitas.

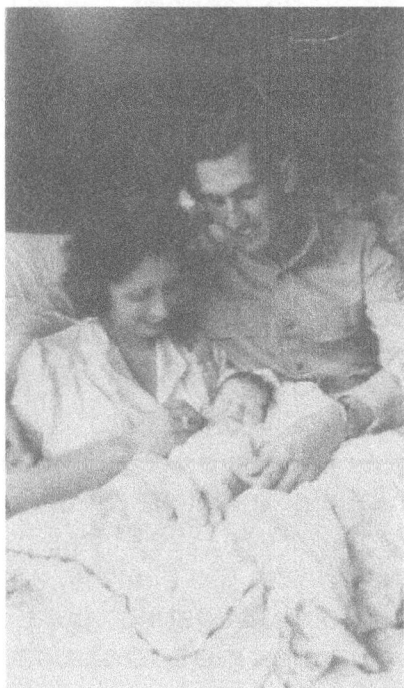

El Hogar De Los Abuelos

Mi abuelo, agrónomo de profesión, y mi abuela, economista del hogar y entonces dietista de un hogar insular para niños, se conocieron porque mi abuelo era quien traía los vegetales y verduras al hogar en momentos de mucha escasez, durante la Segunda Guerra Mundial. Mis abuelos se conocieron por un mazo de rábanos, ya que mi abuela le discutía y reclamaba que los traía llenos de tierra, y sus entregas le ensuciaban la cocina. Entre ellos descubrí muchos sabores, y los más dulces, como son las remolachas que a mi querida abuela le encantaban, y con ellos también aprendí a disfrutar del rico picorcito de los rábanos frescos con sal. Un chorrito de aceite de oliva, un poquito de vinagre de

81

cidra de manzana y un toquecito de sal sobre la ensalada no podía faltar en el almuerzo de su casa. Durante la preparación de la ensalada, y picando los vegetales, aprendí la historia de su primer encuentro. Se amaban, aunque a veces discutían, pero mi abuelo veía luces por mi abuela, y extrañó a su gran compañera y mejor amiga hasta el final.

Cuando terminaba la escuela los viernes, yo buscaba cualquier excusa para que mi abuela me fuera a buscar y quedarme con ellos. Pasaban muchas cosas y era divertido para mí, aunque ya yo sabía la rutina. El sábado eran mis bellos ratos en la cocina con mi abuela, mientras mi abuelo lavaba los carros. Luego a bañarnos y vestirnos para salir, ir a la plaza del mercado de Río Piedras, a buscar flores, tomates, frutas y otros vegetales para la semana. Ahí venía lo que menos me gustaba, la visita al cementerio, pero aprendí a respetar a aquellos que ya no están. Luego pasábamos a buscar a mis hermanos y demás familia para todos juntos ir a almorzar a algún restaurante familiar. No era nada de lujo, pero sí un rico compartir. Buscaba cualquier otra excusa para seguir con mis abuelos, con la promesa que no faltaba de que me iba a portar bien.

La noche del sábado era la noche de juegos de cartas para mis abuelos, a la que no se podía faltar. No siempre era en su casa. Pero cuando lo era, mi abuela preparaba cosas muy ricas. Ponía una mesa elegante para la cena, o entremeses, y otra mesa redonda para jugar "May I" con un mantel de fieltro hecho por ella con decoraciones de cartas. El postre y el café se servía al final, en la sala, y era un lindo compartir antes de la despedida. Si la noche de juego de cartas era en casa de mis abuelos, ellos me dejaban estar allí, pero si era en otra casa, no. La casa de la noche de juego era rotativa entre sus amigos, y no siempre podía ir con ellos. A mis hijos les encanta la noche de juegos en mi casa o en la casa de mi vecina, y seguimos jugando "*May I*", entre otros juegos. Una familia que juega unida, permanece unida.

El domingo, la cocina en casa de mis abuelos estaba cerrada por costumbre o deseos de mi abuela, que quería que la llevaran a pasear. Se buscaba cualquier excusa para pasear, ir a un restaurante bonito y disfrutar de la compañía, ya fuera de la familia o amigos. Con estos pensamientos llega a mi vida la rutina, el orden, dándome seguridad y más tarde es una destreza que utilizo en la crianza de mis hijos. Esta estructura firme trae también paz en mi vida, pudiendo así caminar en terrenos nuevos y difíciles. La paz más grande es poder dar el primer paso, los demás vienen detrás. Así es que uno sigue adelante.

Ensaladas

Las ensaladas pueden ser un primer plato o acompañante, pero hoy día se han puesto de moda y pueden ser hasta un plato principal. La mayoría de las ensaladas utilizan vegetales crudos, así que haga una buena selección de los mismos, lávelos bien y séquelos. Es bien importante que los vegetales estén frescos, que sean de buena calidad y que los acompañe con un aderezo ligero o una salsa suave para que no opaque su rico sabor. Las ensaladas son un plato maravilloso para nuestro diario de vivir, lleno del corre y corre de la vida cotidiana, ya que se pueden preparar con anterioridad y aderezar justo antes de servir. A mí personalmente me fascinan las ensaladas, las preparo y las consumo frecuentemente.

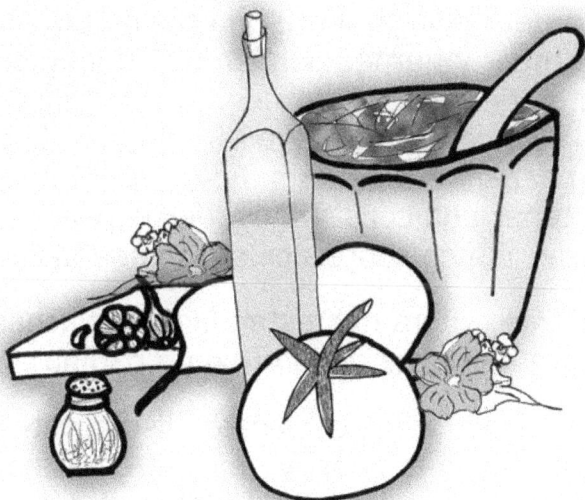

Carpaccio De Remolacha Y Rábanos

Ingredientes:

- 4 remolachas medianas frescas
- 3 o 4 rábanos frescos
- Aceite de oliva orgánico extra virgen
- Sal a gusto
- Papel encerado para hornear *parchment paper*

Procedimiento:

Precaliente el horno a 375°F grados. Lave bien las remolachas y los rábanos con un cepillo para vegetales. Seque las remolachas con papel secante. Lave, seque y reserve las hojas de los rábanos. Lasquee los rábanos finamente con una mandolina, y póngalos en agua fría con hielo y un poquito de sal.

Una vez tenga las remolachas limpias, frótelas con un poquito de aceite de oliva con una brocha de cocinar. Cubra cada una de ellas con papel encerado para hornear. Ponga sobre una bandeja o plancha para hornear y hornee por 20 a 25 minutos o hasta que estén tiernas pero firmes. Si son pequeñas y tiernas solo cocine por 12 a 15 minutos. El tiempo de cocción dependerá del tamaño de las remolachas. Deben tener una consistencia tierna pero firme. Recuerde: nunca sobrecocine los vegetales.

Mientras espera que estén las remolachas prepare la vinagreta (receta en la próxima página).

Cuando las remolachas estén listas, retírelas del horno, remueva el papel y deje refrescar hasta que estén manejables. Una vez frías, remueva la cáscara de las remolachas con un cuchillo o pelador.

Vinagreta de chalotas

Ingredientes:

- *1 chalota finamente picada*
- *1 cucharada de vinagre de champán (opcional)*
- *½ cucharadita de sal marina*
- *¼ cucharadita de mostaza Dijon preparada*
- *3 cucharadas de aceite de oliva orgánico*
- *Alcaparras o germinados para decorar (opcional)*

Procedimiento:

Combine todos los ingredientes y mezcle bien. Puede poner en una botella de cristal con tapa y agitar vigorosamente. Deje reposar por 15 minutos hasta que los sabores se unan bien para servir.

Para servir, use una mandolina para lasquear la remolacha. Si compra las remolachas frescas orgánicas puede usar las hojas para hacer una ligera cama y decorar el plato. Sobre este, ponga las ruedas de remolacha montando menos de la mitad una sobre otra, creando un aro de remolacha. En el centro ponga las ruedas de rábano como quien crea pétalos de una flor. Vierta la vinagreta y si desea adorne con un puñito de germinados o alcaparras de buena calidad. Este plato se puede crear en un platón para compartir o en platos individuales.

El carpaccio de remolacha y rábanos es un plato hermoso que me gusta hacer para aquellos que amo. Me encanta para cuando invito amigas a mi casa a almorzar y para el día de acción de gracias, ya que lo sirvo formando un "pavo vegano". Este es el plato favorito de una buena amiga, a quien le dedico esta receta y le agradezco su respaldo incondicional en este proyecto. También le agradezco el desear probar todas mis recetas semanalmente. Si en la vida uno escogiera a las hermanas, ella sería una de la que me sentiría muy orgullosa.

Ensalada De Papas A La Vinagreta

Ingredientes:

- 1 libra de papas nuevas rojas pequeñitas (como 10 a 12 papas)
- 1 cebolla picadita
- ½ taza de zanahoria fresca rallada
- 1 cucharada de alcaparras
- 2 cucharadas de aceitunas negras
- 1 diente de ajo sin núcleo, machacado
- 1 cucharada de orégano en polvo molido
- ½ taza de aceite de oliva
- 2 cucharadas de vinagre de manzana o cidra de manzana
- Sal a gusto

Procedimiento:

Lave y limpie las papas con un cepillo. Corte los extremos y descártelos. Corte las papas a la mitad o en cuartos.

Póngalas en agua para que no se oxiden. Ponga todas las papas cortadas en una cacerola. Cúbralas con agua fría. Cocínelas a fuego moderado alto hasta hervir, y una vez hierva, baje el fuego a moderado. Sazone con sal a gusto y deje hervir por 15 a 20 minutos o hasta que estén blandas pero firmes. Utilizando un cucharón grande agujerado, con mucho cuidado voltee las papas 1 o 2 veces para que no se quemen. Una vez estén cocidas retire del fuego y escurra en un colador grande. Deje refrescar.

Prepare el aderezo: En una escudilla combine la cebolla, la zanahoria, las alcaparras, aceitunas (si desea), el ajo, el orégano, la sal, el vinagre, el aceite de oliva y mezcle bien.

Añada al aderezo y combine con las papas. Cuidadosamente mezcle bien hasta que se integren todos los ingredientes. Sazone a gusto y sirva inmediatamente. Esta ensalada de papas es diferente pues sabe riquísima a temperatura ambiente. Al no tener crema o mayonesa es perfecta para un pasadía, pero si tuviera sobrantes la puede guardar en la nevera. No la recaliente, ya que las especias perderían parte de su rico sabor fresco y se oscurecerían. Además, al calentar el aceite este se convierte en grasas saturadas siendo perjudicial a la salud.

Esta ensalada es perfecta para llevar a un día de campo o playa. Me trae gratos recuerdos de mi niñez. Es sabrosa y elegante, perfecta para compartir.

Sirve 2 porciones.

Ensaladilla Rusa

Ingredientes:

- 2 zanahorias peladas y cortadas en cubos
- 1 libra de papas medianas peladas y cortadas en cubos
- 1 remolacha mediana pelada
- ½ taza de aceitunas negras
- ½ cebolla pequeña cortada en trozos pequeños
- ¼ de taza de mayonesa vegana libre de soya (opcional)
- Aceite de oliva extra virgen a gusto
- Sal marina a gusto

Procedimiento:

Lave, pele y corte todos los tubérculos en cubos del mismo tamaño más o menos. Ponga las papas y las zanahorias juntas en una cacerola, cubra con agua fría y cocine por 20 minutos o hasta que estén tiernas, pero firmes. Sazone el agua con sal antes de comenzar a hervir. Haga lo mismo con la remolacha, pero cocine por separado. Deje enfriar las zanahorias, papas y remolachas a temperatura ambiente. Corte la cebolla en trozos bien pequeñitos.

Combine las papas, zanahorias, remolachas y cebollas en una escudilla o recipiente hondo grande. Añada la mayonesa vegana o aceite de oliva (a mi me gusta usar un poquito de los dos) y combine tratando de que no se rompan mucho las papas. Sazone a gusto con sal marina. Puede servir inmediatamente o enfriar en la nevera si la prefiere fría.

Importante:

Si usa mayonesa vegana y no la va a servir al momento, debe mantener la ensalada refrigerada. Si usa aceite, la puede dejar tapada a temperatura ambiente hasta al momento de servir.

Esta ensalada es la favorita de mi hermano mayor, muy colorida y festiva y tradicional del Caribe, por nuestra herencia española. Esta receta la hacía mi bisabuela, después mi abuela, mi mamá y ahora yo.

Ensalada De Remolacha

Ingredientes:

- 2 tazas de remolacha
- 2 o 4 papas para asar grandes
- Rociador de aceite de oliva orgánico
- 2 cucharadas de jugo de piña, china o naranja*
- 3 cucharadas de mayonesa vegana libre de soya
- 3 cucharaditas de mostaza orgánica estilo *Dijon*
- 2 cucharadas de aceite de oliva orgánico
- Sal a gusto

Procedimiento:

Precaliente el horno a 425°F grados. Lave y pele las papas y póngalas en agua con sal. Corte las papas a la mitad, luego a lo largo y luego a lo largo otra vez.

Así puede obtener cuartos de cada una de las mitades, algo así como gajos. Mientras corta todas las papas, póngalas en agua con sal nuevamente para que no se oxiden. Una vez tenga todas las papas en gajos escurra el agua y ponga sobre una bandeja con papel toalla para eliminar el exceso de agua y sal.

Rocíe una bandeja para hornear con aceite de oliva, y coloque las papas de manera que no se toquen y con la parte redondeada de las papas hacia a bajo.

Sazone a gusto y hornee por 15 a 20 minutos. Vigile que no se quemen y voltee las papas 1 o 2 veces para que se doren parejas. Una vez estén totalmente doradas y cocidas retírelas del horno y deje refrescar.

Prepare el aderezo: En una escudilla combine el jugo de piña, china o naranja, mayonesa, mostaza, aceite de oliva y mezcle bien.

Lave, pele y rebane las remolachas en rodajas finas. Cocine al vapor por 5 minutos. Retire del vapor y vierta inmediatamente en una escudilla grande con agua helada. Esto hará que el proceso de cocción se detenga, y se refresquen. Sirva en un platón alternando las papas con las ruedas de remolacha. Se ve bien lindo si trata de formar una estrella alternando gajos de papas y ruedas de remolacha. Vierta un poco del aderezo a gusto y sirva inmediatamente.

El aderezo es tan rico que querrá utilizarlo siempre que sirva papas.

Esta ensalada es un plato completo que se puede servir por sí solo. Es muy apropiado para almuerzo o cena, fácil de hacer y atractivo además.

* Si usted tiene una sensibilidad o alergia a las frutas cítricas puede omitir este jugo y sustituir por vinagre de cidra de manzana.

Ensalada De Zanahoria Y Remolacha

Ingredientes:

- 2 a 3 zanahorias ralladas
- 1 remolacha mediana rallada
- 1 cucharada de levadura de cerveza líquida
- 2 a 3 cucharadas de aceite de oliva
- Sal marina a gusto

Procedimiento:

En una escudilla combine la sal, la levadura de cerveza líquida y el aceite de oliva y mezcle bien. Vierta en el fondo de la ensaladera o escudilla honda ya que este es el aderezo para su ensalada. Lave, pele y ralle la remolacha y zanahoria. Añada las ralladuras de remolacha y zanahoria sobre el aderezo de la ensaladera. Mezcle bien y sazone a gusto.

Sirve de 2 a 3 porciones.

Esta ensalada es el complemento perfecto para cualquier tipo de papas. Es refrescante y muy energizante. Si la comes en el almuerzo notarás la diferencia y podrás disfrutar de una tarde muy feliz.

Ensalada De Zanahorias Y Piña

Ingredientes:

- 1 libra de zanahoria ralladas
- ½ taza de pasas secas orgánicas
- ½ taza de piña fresca en trocitos
- ¼ taza de nueces de tiguere o chufas *tigernut*
- 1 cucharadita de sal o más a gusto
- ½ cucharadita de azúcar turbinada
- ½ cucharadita de jengibre en polvo
- 2 cucharaditas de vinagre de manzana o jugo de limón fresco
- 2 cucharadas de jugo de china o naranja fresco
- 2 cucharadas de aceite de oliva orgánico
- 5 a 6 cucharadas de mayonesa vegana libre de soya o yogurt natural vegano

Procedimiento:

Lave, seque, pele y ralle las zanahorias, y haga lo mismo con la piña pero en vez de rallarla, píquela en trozos. Hidrate las pasas en 1 taza de agua hirviendo. Escurra y descarte el agua. Mezcle ligeramente las zanahorias, pasas, piña y/o nueces con 2 tenedores. Prepare el aderezo mezclando el resto de los ingredientes rápidamente con un batidor de mano. Es importante que los mezcle en el mismo orden listado. Vierta el aderezo sobre la mezcla de zanahorias e incorpore bien, mezclando con dos tenedores, y sazone a gusto. Refrigere por 1 o 2 horas antes de servir. Sirve de 4 a 6 porciones.

Esta ensalada es hermosa para una tarde de verano ya que puede complementar muchos sabores. Es enzimática y energizante a la vez.

Mi Camino Académico

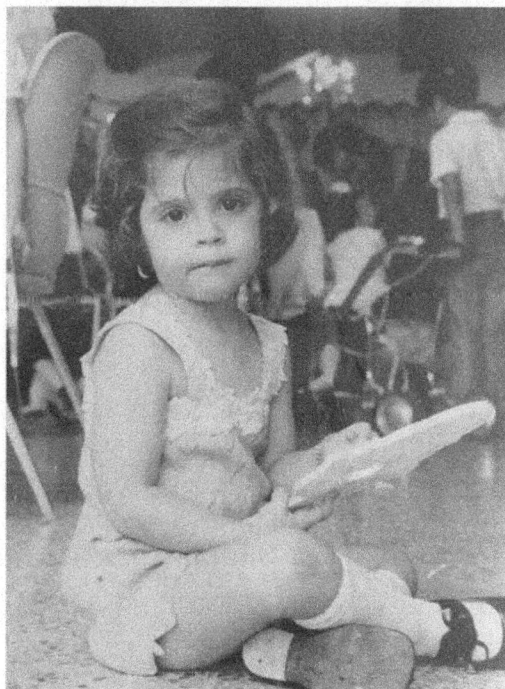

Mi nombre me trajo mayores dificultades, aunque como nombre era hermoso, era incomprensible para una niña de tres o cuatro años que solo veía y reconocía la letra "L" de aquel nombre, pero la veía al revés, y luego una "P" que brincaba en su mente sin verdaderamente poderla reconocer. Cosas que ahora recuerdo, reconozco y puedo entender. Desde mis primeras pinturas preescolares veía esa letra escrita por mi maestra al revés, y no comprendía por qué ella siempre la ponía mal, y yo tenía que pintar sobre ésta con mis crayones o pinceles sumergidos en acuarelas y témperas. Nadie veía eso así, solo yo lo veía y lo observaba. Luego, en mi desarrollo escolar, descubrimos y entendimos la razón de este evento que para muchos mostraba ser insignificante, pero que marcó mi vida. Mi visión de las letras era distinta, moviéndose e invirtiéndose en mi mente más rápido de lo que mis neuronas podían comprender. Podía pensar más rápido de lo que podía expresar. Este hecho me hizo valorar el ser diferente dentro del cuadriculado, dejando una huella muy profunda en mí. Los profesionales ahora reconocen esta dificultad como problemas de aprendizaje, pero para mí fue superar otra huella de mi infancia.

En mi vida de adulta lo he superado gracias a los adelantos tecnológicos, y a la comprensión de que la inteligencia es diversa. Poder ver y apreciar la vida desde otra perspectiva es más que valioso. Los impulsos neurológicos se manifiestan de diversas formas en nuestro ser. La inteligencia no solo se mide por números y letras, sino por la creatividad que llevamos dentro.

La creatividad es la clave para sobrevivir en el futuro y crear pasos nuevos en un camino desconocido. La mayoría de los genios que han dejado una marca en su camino, han tenido algún fracaso escolar, por no caber en el cuadriculado establecido. El reconocer ser diferentes es el primer paso para la superación.

Nutrir nuestra mente adecuadamente nos permite dejar crecer nuestro intelecto y florecer. Las papas, tubérculos, raíces y carbohidratos simples son lo que reconocemos hoy día como "*brain food*" o alimento cerebral. Reconocer la importancia de los frutos de nuestra tierra nos permite sanar de diversas formas, al igual que nos permite mantener un balance en nuestro cuerpo.

Los cuatro elementos de la vida: el aire, el agua, la tierra y el fuego, todos son esenciales para vivir. Son un regalo de energía y hay que reconocerlos y respetarlos. La explotación de los mismos ha creado contaminación en nuestro planeta, lo cual ha afectado enormemente al balance del ser humano. Con esto en mente es que yo cocino, buscando mantener la armonía de nuestro ser y tratando de sanar las heridas de nuestro planeta, brindando compasión a todo lo creado en el mismo.

El Dibujo

Yo aprendí a dibujar antes de aprender a escribir y leer. Esto fue siempre esencial para mi comunicación en este caminar.

El dibujo para mí es reflejo de mi creatividad, algo que con el tiempo ya casi no uso como herramienta, pero que lo fue a lo largo de mi desarrollo académico y como parte de poder visualizar la creatividad que todos llevamos dentro. Dibujar es un arte, pero es tan simple como el poder mirar.

El dibujo es reflejo de nuestra perspectiva, y la observación es el primer paso para poder plasmar en otros nuestra historia. Se puede dibujar de muchas formas y con diversidad de materiales. Esto me parece una necesidad humana, dentro de lo que es la comunicación a través de nuestras vidas.

Mi Vida En El Extranjero

En nuestras vivencias de la infancia llegamos a El Salvador, y de ahí viajamos a otros países en carro y avión, trayendo nuevos recuerdos familiares por el trabajo de mi papá. En El Salvador pudimos visitar varios volcanes y descubrimos lo que es una topografía diversa. Recuerdo descubrir el algodón, la fibra favorita de mi vida, y explorar grandes fincas de café, con sus colores y aromas diversos y aquel olor de su tostado. Aquí también descubrí que no me gustan los murciélagos por el ruido que hacían por la noche, ni los grillos y chícharos que no me dejaban dormir.

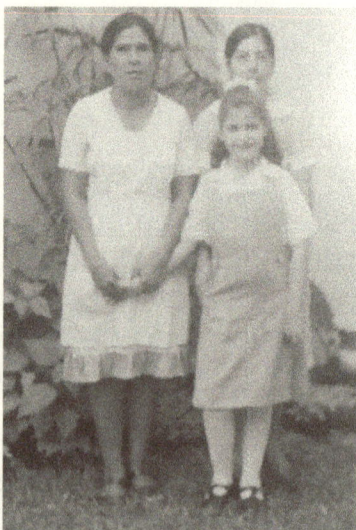

Durante el día, en el patio de la escuela, entre las flores, descubrí que las mariquitas (lady bugs) rojas de puntos negros son reales y las logré tocar y dejar caminar un ratito por mis manos. Sus cosquillas todavía me encantan. El agua fría de la cisterna me hizo valorar el agua potable y caliente de mi hogar. Descubrí lo que era aire puro, y apreciar mirar a la ciudad desde las alturas. Recuerdo el aroma de las tortillas hechas a mano en una plancha sobre leña, y el ver moler el maíz (al cual desarrollé una alergia que me invita a su rechazo) y las especias que se usaban en la cocina.

En nuestro hogar salvadoreño tuvimos nuevas mascotas: una cotorra llamada Cuca, y muchas tortugas que andaban sueltas por el patio.

Entre mis aventuras favoritas recuerdo el llevarme de la cocina, con mi hermano menor, los centros de las zanahorias recién peladas, enterrarlos en el patio y a los días verlos brotar nuevamente y crecer más zanahorias. Este experimento fue como el que encuentra y reconoce un tesoro. Solo duró hasta que el jardinero me descubrió. Jugar todo el tiempo juntos y correr en el patio es lo que nos hizo ser tan unidos. Estábamos siempre todos juntos y jugábamos a todo, hasta que alguien me empujó de la cama y se me quebró un brazo.

Visitamos la finca de ganado de unos amigos encantadores. Ellos tenían tantos hijos como la variedad de animales que allí vivían. Mis favoritos eran los conejos por su pequeño tamaño y gran fertilidad. De aquí nace mi amor por los caballos, siendo majestuosos y elegantes. Me acuerdo que nos despertaban a las cinco de la mañana para que viéramos y aprendiéramos el proceso de ordeñar las vacas, algo que verdaderamente no disfruté. También habían cabras y ovejas, pero solo las recuerdo a lo lejos. Los sabores más ricos que acompañan estas memorias son el sabor agridulce del mangó con sal, y el recuerdo de mi mami preparando los buñuelos para compartir en la cena.

Esta tarea la observamos y aprendimos solo las niñas que estaban allí. No recuerdo de los varones el deseo de aprender a cocinar. Vivir en El Salvador trajo cosas muy buenas a nuestra vidas, pero también cambios y despedidas. Nuestro hogar allá era uno muy lindo y feliz.

Aún lo recuerdo, y de adulta lo logré visitar en un viaje de negocios cuando trabajaba en la industria maquilera (industria del agua) durante mis años de carrera en Estados Unidos. Pensando en nuestra vida en El Salvador, hay cosas que quiero olvidar y otras que siempre recordaré. Entre las que quiero recordar está la rica taza de chocolate caliente en la mañana, ya que era un sabor nuevo y fascinante para mí. El cacao de El Salvador era fresco, de un suave molido, que me acompañaba en el desayuno con mi jugo de naranja recién exprimido antes de ir a la escuela.

Chocolate De Olla

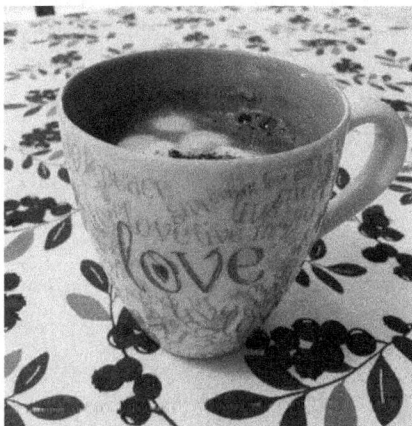

Ingredientes:

- 2 cucharaditas de cacao puro en polvo
- ½ taza de agua
- 1 raja de canela
- ¼ taza de azúcar morena turbinada o de jarabe de arce o *maple syrup*
- 1 cucharadita de extracto de vainilla
- 1 pizca de sal
- 1½ taza leche de coco

Procedimiento:

Caliente una cacerola a fuego moderado y vierta el agua y la raja de canela. Añada el azúcar y el cacao y mezcle bien hasta que se derrita el cacao. Revuelva constantemente para que no se pegue. Añada la vainilla, sal y leche de coco. Baje el fuego y deje hervir hasta que tenga una apariencia cremosa.

Este es un chocolate prefecto para días de lluvia o los domingos. Sirve 2 tazas.

Continuando Mi Vida En El Extranjero

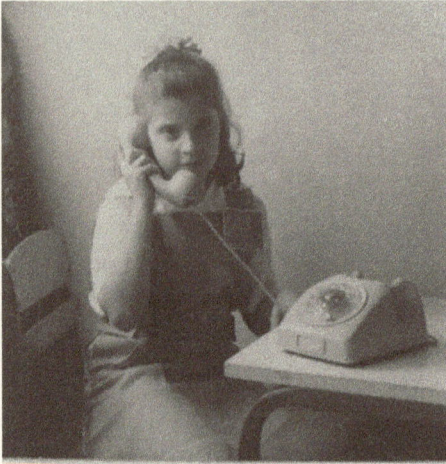

Muchas veces no quería comer, pues los sabores eran raros para mí y mi mami no era quien cocinaba. Todos los sabores eran nuevos, las habichuelas solo se hervían en agua con sal, el arroz era polvoso y de mal sabor, las carnes espantosas, y descubrí que el alimento que llamaban carne salía de las distintas partes de los animales, y hasta pretendía que esto era alimento. Descubrir cosas tan desconocidas me llevó a observar mi plato, y a preguntar antes de poner cosas raras en mi paladar. La respuesta de los adultos muchas veces solía ser "guiso de carne", pero lo seguía mirando y mirando y la textura era diferente, se parecía a la textura de mi propio ser.

El trauma de poner la lengua de otro mamífero en la mía me llevó a poder apreciar más tarde mis deseos de querer ser vegetariana. Viví varios ejemplos como este, cambiando mi visión de lo que era la carne. ¡Horror, dije en mi mente! ¡Horror, dijo la vaca que no quería vivir en mí! Me pregunto qué impresión dejaron en mí entonces los sesos rebosados que tanto le gustaban a mi padre, pues en mi adolescencia dejé de comer carne.

Si analizáramos todos estos detalles, seríamos muchos más los que no comeríamos carne. Para mí la carne es un sabor adquirido, pero naturalmente rechazado por la mayoría de los niños, aún en la actualidad. Sin embargo, la tradición y costumbre nos lleva a seguir consumiéndola.

A mí me obligaban a comérmelo todo: no se podía botar la comida, eso era pecado, y con tantos millones de niños desnutridos a nuestros alrededores sin nada que comer, tenía que obedecer.

Camino a la escuela los veía, muchos niños pidiendo limosna, con hambre, descalzos y casi desnudos. Muchos chiquitos solo tenían una camiseta. Por obligación, me rendí e intentaba comerme aquello.

Enfermé de cuanta cosa puedan imaginar, y nadie pensó que era la comida. El dolor de estómago era frecuente en la escuela, las visitas a la enfermería eran más que frecuentes, pero pensaban que era una excusa para salir del salón de clases por mis dificultades académicas. Pero no era eso; la escuela era fascinante y hermosa. Mi maestra llegó a ser una gran amiga, y luego de mi regreso a Puerto Rico me seguía escribiendo. Pero las visitas al pediatra eran semanales, con infecciones de garganta frecuentes, dolor de oído, congestión, dolor de estómago intenso, culebrilla, brazo quebrado, dolores de cabeza, dolor de espalda inexplicable y otros más que no quiero recordar. Como si esto fuera poco, comenzaron los bombardeos, tomas de embajadas, secuestros, amigos desaparecidos y llamadas terroristas.

Con todo esto en el tintero regresamos a Puerto Rico, pues se iniciaba una guerra civil. Ya en mi cuerpo también se manifestaba todo aquello. Esta niña clamaba auxilio, pero nadie lo veía.

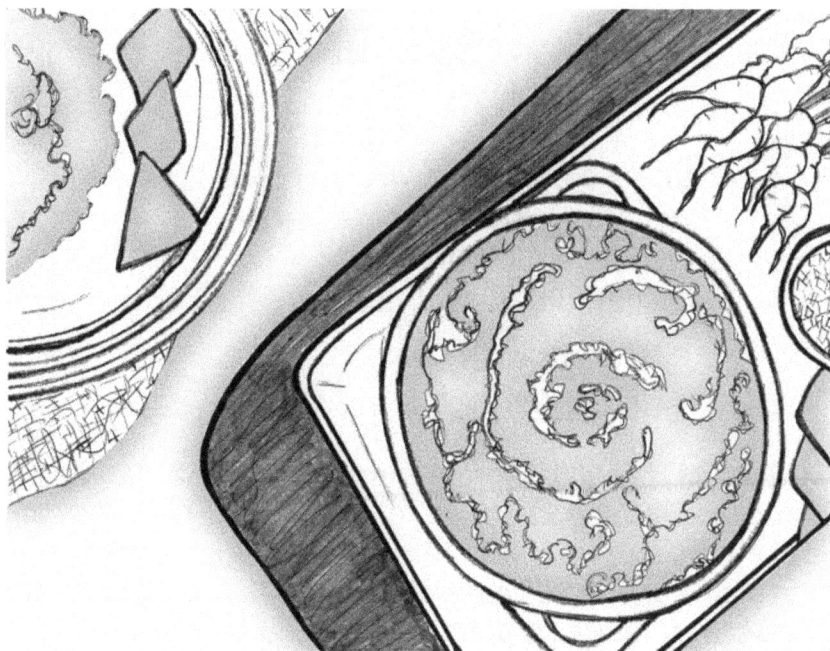

Aperitivos

Los aperitivos deben ser bocaditos o porciones pequeñas y sencillas, que servimos cuando no queremos servir una comida pesada. Puede servir varios platos y acompañarlos con una ensalada, y esto podría sustituir un almuerzo o cena liviana. Esto le dará la oportunidad de disfrutar de la compañía y tener una conversación plena.

Tortillas O Tortas De Casabe

Ingredientes:

- ¾ taza de harina de yuca o casabe (*Otto's*)
- 2 cucharadas de aceite de oliva
- ⅓ taza de agua tibia
- ¼ cucharadita de sal marina

Procedimiento:

En una escudilla honda mezcle la harina de yuca con la sal. Añada el aceite, el agua tibia y amase con las manos o en la batidora eléctrica utilizando la pieza de gancho. La consistencia de la masa no debe ser seca, mojada, o pegajosa. Divida la masa en 6 bolas. Ponga cada una de las bolas entre 2 piezas de papel encerado *wax paper* y aplane con el rodillo. Puede hacerlo también con una prensa para tortillas. Caliente un sartén o plancha eléctrica a fuego alto moderado. Una vez caliente, ponga las tortillas. Luego de más o menos 1 minuto espere que el aire forme una burbuja y voltee con una espátula. Dore levemente por ambos lados. Ponga las tortillas sobre un plato y cubra con una toalla limpia para mantenerlas calientes hasta servir.

Si desea puede hacer quesadillas con su queso vegano favorito. Corte en triángulos, tueste y haga totopos para acompañar con guacamole o dip favorito o para sustituir el pan en cualquier emparedado o hamburguesa y hasta para hacer taquitos con su puré favorito.

¡Use su creatividad para degustar nuevas creaciones!

Estas tortas honran a nuestros antepasados taínos y nuestra herencia caribeña. Es una rica alternativa para descansar de los cereales y el trigo. Le doy las gracias a mis suegros, quienes despertaron en mí esta tradición dormida.

Aspic O Mousse De Zanahoria

Ingredientes:

- 1 taza de zanahoria picada (2 o 3 zanahorias)
- 1¾ taza de agua pura
- 5 cucharadas de agar-agar en polvo
- 1 cucharadita de levadura de cerveza en hojuelas
- 3 cucharadas de *tahini-* mantequilla de ajonjolí
- 1 cucharadita de mostaza orgánica estilo *Dijon*
- ½ cebolla de 1 núcleo
- ¾ cucharadita de sal
- ¼ cucharadita de cúrcuma molida
- ¼ cucharadita de comino molido
- 4 a 5 cucharadas de mayonesa vegana sin soya
- Rociador de aceite de oliva orgánico

Procedimiento:

Cocine las zanahorias al vapor como por 10 a 15 minutos o hasta que estén blandas pero firmes. Lave, pele y corte la cebolla. En una cacerola vierta el agua y ponga a hervir, añada el agar-agar y deje hervir nuevamente. Reduzca el fuego y deje reposar por 5 minutos. Añada la zanahoria cocida y mezcle.

Vierta la mezcla de zanahorias en la licuadora y añada los demás ingredientes. Pulse hasta conseguir una mezcla uniforme y suave.

Engrase levemente un molde redondo de 6 a 8 pulgadas de diámetro. Vierta la mezcla licuada sobre el mismo. Deje refrescar hasta llegar a temperatura ambiente y luego enfríe en la nevera por lo menos 8 horas.

Desmolde y sirva con casabe o totopos de yuca.

Ensalada De Gandules

Ingredientes:

- ½ libra de gandules frescos
- 1 cebolla de un núcleo, o ½ mediana
- ¼ taza de aceitunas negras de buena calidad en ruedas
- ½ cucharadita de cilantro molido
- Aceite de oliva a gusto
- Sal marina a gusto

Procedimiento:

Limpie y lave bien los gandules sobre un colador. Vierta en una cacerola y cubra con agua. Ponga a hervir a fuego moderado y cocine los gandules por 20 minutos. Sazone con sal a gusto y cocine por 10 a 15 minutos más o hasta que estén blandos.

Una vez listos los gandules escurra el agua sobre un colador. Corte la cebolla en pedazos pequeños y rebane las aceitunas.

Ponga la cebolla y las aceitunas en el fondo de una escudilla cubra como con 2 cucharadas de aceite de oliva y una pizca de sal. Mezcle con un tenedor.

Añada los gandules por cucharadas, mezclando hasta que todos los ingredientes estén bien integrados. Tape hasta servir y acompañe con casabe o chips de papas moradas o las de su preferencia.

Sirve 4 porciones.

Esto es un nuevo compartir de algo tan tradicional como los granos que crecen sobre nuestra tierra. Cuando los preparo, me siento como en una linda fiesta navideña.

Majado De Gandules Y Batata

Ingredientes:

- 1 batata mameya mediana
- 1 libra (16 onzas o como 2 tazas) de gandules frescos cocidos
- 1 cucharada de jarabe de arce o *maple syrup*
- ½ cucharadita de comino molido
- ¼ cucharadita de jengibre molido
- ¼ cucharadita de canela molida
- ¼ taza de aceite de oliva extra virgen
- ¼ cucharadita de sal o más a gusto
- ¼ taza del agua donde coció los gandules
- Rociador orgánico de aceite de oliva
- Papel encerado para hornear *parchment paper*

Procedimiento:

Precaliente el horno a 400°F grados. Limpie bien con un cepillo y lave la batata mameya. Perfore con un tenedor varias veces, rocíe con un poquito de aceite de oliva y sazone a gusto. Cubra con papel encerado para hornear *parchment paper*.

Coloque en un molde y hornee por 20 a 25 minutos o hasta que está tierna al pinchazo de un tenedor. Voltee y hornee por 5 a 10 minutos más. Si no desea prender el horno, cocine la batata al vapor por el mismo tiempo. Luego de los primeros 20 a 25 minutos corte por la mitad y cocine por 10 a 15 minutos más o hasta que esté tierna.

Retire del horno o del vapor y deje refrescar hasta que esté manejable con la mano. Corte a la mitad y remueva la pulpa con una cuchara. En una licuadora o procesador de alimentos vierta los gandules, agua y sal a gusto. Añada la pulpa de batata y demás ingredientes. Licue hasta tener una pasta cremosa. Una vez cremosa, gradualmente añada el aceite de oliva. Mezcle bien y pruebe de sal. Sirva en un platito hondo y decore con un toquecito de canela molida y más aceite de oliva a gusto. Acompañe con las tortitas de yuca tostadas o papitas horneadas.

Nota: Si desea preparar el majado y no consigue gandules, puede sustituirlos por habichuelas blancas frescas cocidas. ¡Sabe igual de rico! Si no le gusta la batata la puede sustituir por zanahoria cocida.

Este majado o *dip* de gandules y batata se puede preparar un día antes de servir. Guarde en un envase tapado en la nevera. Verdaderamente yo lo prefiero calientito o a temperatura ambiente. Es uno de mis favoritos para compartir en los días de otoño.

El majado de granos es un plato que se hizo popular en los años 90, y no faltaba en las fiestas universitarias. Todavía es un favorito en cualquier reunión social o celebración. Esta receta presenta una versión especial por su rico color y un toque de especias exóticas. Es como un traje nuevo para la reunión de la clase del 1990.

Majado De Habichuelas Blancas

Ingredientes:

- 2 tazas de habichuelas blancas frescas cocidas en agua con sal marina
- 1 diente de ajo sin núcleo
- ½ cucharadita de sal o más a gusto
- 2 cucharadas de agua
- ⅓ taza de aceite de oliva extra virgen
- 2 cucharadas de albahaca fresca picadita o ½ cucharadita de albahaca molida
- ½ cucharadita de vinagre de cidra de manzana
- Palitos de zanahoria para acompañar

Procedimiento:

Lave y cocine las habichuelas blancas frescas en agua hirviendo. Luego de que hiervan por 10 minutos añada sal marina a gusto (como 1½ cucharadita de sal más o menos). Deje hervir a fuego bajo moderado por 20 o 25 minutos o hasta que estén suaves pero no extremadamente blandas.

Lave y pele como 4 zanahorias. Corte las zanahorias en palitos como de media pulgada de ancho y de tres pulgadas más o menos de largo.

Yo lo hago muy sencillo cortando la zanahoria en 2 o 3 partes a lo largo, luego a la mitad a lo ancho y luego a la mitad otra vez y así tengo mis palitos de media pulgada de ancho. Los puede hacer más finitos si gusta.

Ponga las habichuelas cocidas con todos los ingredientes (menos los palitos de zanahoria) en el procesador de alimentos o licuadora y pulse hasta tener una pasta suave y cremosa. Pruebe la sazón y sazone a gusto.

Sirva en una escudilla pequeña. Decore con un chorrito de aceite de oliva a gusto y acompañe con los palitos de zanahoria.

Sirve 4 o 6 porciones o 2 ricos emparedados.

Este es un aperitivo difícil de resistir y para todos los gustos, en cualquier momento que sienta el deseo de crear algo para sentirse de fiesta o para compartir un bocadito con otros. Este majado también se puede usar para hacer un bello emparedado con *Súper Pan* o pan libre de trigo y zanahorias ralladas en el centro. Les quiero confesar que cuando estoy de prisa este es mi emparedado favorito. Este majado es fácil de empacar para un almuerzo ligero para un pasadía en el campo o en la playa, o llevarlo en la lonchera.

Albóndigas De Ñame Y Gandules

Ingredientes:

- 3 tazas de ñame
- 1 o 2 cucharaditas de sal marina o a gusto
- 1 cebolla picadita
- 1 diente de ajo sin núcleo
- 1½ tazas de gandules frescos (12 onzas)
- 2 cucharadas de sustituto de huevo vegano *VeganEgg*
- ½ taza de agua helada
- ½ cucharadita de orégano molido
- ½ cucharadita de cilantrillo molido
- 1 cucharada de levadura de cerveza líquida
- ½ taza de harina de yuca (1 o 2 cucharadas más, si fuera necesario)
- Rociador de aceite de oliva orgánico

Procedimiento:

Prepare el huevo vegano *VeganEgg* con las dos cucharadas del polvo vegano, ½ taza de agua helada, una pizca de sal y mezcle bien.

Lave los gandules. Póngalos en una cacerola, cubra con agua y cocine a fuego moderado por 20 a 25 minutos hasta que se empiecen a ablandar. Añada sal a gusto y cocine por 10 a 15 minutos más o hasta que estén bien tiernos.

Cocine el ñame a fuego moderado en un poco de agua y sal a gusto por 20 a 25 minutos. Una vez blando y tierno, retire del fuego, descarte el agua, deje refrescar y maje con un majador de mano o tenedor. Sazone a gusto. Pique la cebolla y el ajo en trocitos pequeños. Transfiera el ñame a una escudilla honda. Mezcle la cebolla y ajo con el majado de ñame. Añada los gandules y los demás ingredientes.

Mezcle y maje hasta que todo esté bien incorporado. Si la mezcla está muy blanda o pegajosa, añada 1 o 2 cucharadas más de harina de yuca, siempre incorporando 1 cucharada a la vez y probando la consistencia. Siga mezclando hasta que se incorpore totalmente la harina con la mezcla de majado. Siempre incorpore las harinas a majados o puré de viandas doblando la masa de abajo hacia arriba para mantener una buena consistencia. Pruebe la sazón y añada más sal de ser necesario.

Precaliente el horno a 375°F grados. Cubra una plancha para hornear con papel encerado para hornear *parchment paper* y engrase levemente. Ahora forme las albóndigas con la masa de gandules, usando un cucharón pequeño para servir helado. Ponga las albóndigas sobre la plancha para hornear ya preparada. Deje espacio entre cada una de las albóndigas. Hornee las albóndigas por 10 a 12 minutos o hasta que doren, voltee y repita. Hornee por 10 minutos más, hasta que estén totalmente doradas.

Retire del horno y sirva inmediatamente. Puede acompañar las albóndigas con un aderezo de mayonesa vegana y mostaza si gusta. Para esta, mezcle 3 o 4 cucharadas de mayonesa vegana con 1 cucharadita de mostaza estilo Dijon. Mezcle con una cucharita hasta estar totalmente incorporado y sierva aparte.

Este aderezo es opcional ya que estas albóndigas

son tan ricas que se dejan comer solas. Si no los va a comer de inmediato, póngalas tapadas en la nevera. Puede prepararlas horas antes y luego cocinar las albóndigas.

Sirve 10 a 12 albóndigas, suficiente para 3 o 4 personas.

Esta puede ser una cena, una nueva versión de nuestras lindas tradiciones, o un resurgir de nuestras costumbres.

Mini Tortilla De Papas

Ingredientes:

- 6 cucharadas de sustituto de huevo vegano *VeganEgg*
- 1½ taza de agua helada
- 1 papa pelada y cortada en cubos
- 3 cucharadas de cebolla picadita
- ½ cucharadita de sal marina o más a gusto
- ½ cucharada de hierbas provinciales (o a gusto)
- Rociador de aceite de oliva orgánico

Procedimiento:

Precaliente el horno a 375°F grados y engrase ligeramente un molde para 6 *cupcakes*. Precaliente un sartén no adherente, y una vez caliente rocíe ligeramente con aceite de oliva. Añada las papas picadas en cubos pequeños, cocine por 10 minutos y luego añada la cebolla.

Sazone a gusto con sal y hierbas provinciales y cocine por 10 minutos más o hasta que estén doradas. No tienen que estar totalmente cocidas ya que también se van a hornear.

Prepare el huevo vegano *VeganEgg* con las 6 cucharadas del polvo vegano y 1½ tazas de agua helada y la sal y mezcle bien con un batidor de mano. Vierta un poco de mezcla de huevo vegano sobre cada uno de los tazones *cupcakes cups*. Llene menos de la mitad, ponga un poquito de las papas y cubra con más del huevo vegano sobre cada uno de los tazones. Repita hasta tener cada uno de los tazones llenos. Hornee por 12 a 15 minutos a 375°F grados o hasta que las tortillas tengan una apariencia firme y algo dorada. Vigile que no se sobrecocinen. Sirva inmediatamente y disfrute.

Sirve 6 porciones, pero deben servir 2 por persona.

Este plato, directo de nuestra herencia española, es perfecto para compartir y celebrar. Despierta lindos recuerdos de mi adolescencia.

Quiche De Setas Y Cebollines

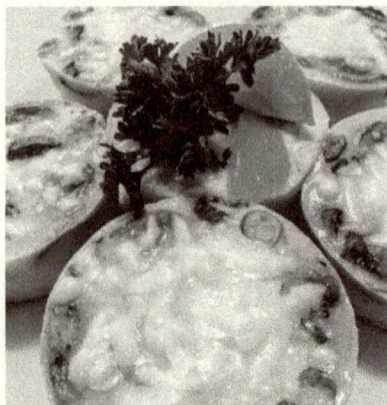

Ingredientes:

- 6 cucharadas de sustituto de huevo vegano *VeganEgg*
- 1½ taza de agua helada

- 3 a 4 cucharadas de vegetales picados tales como cebollines, setas o los que guste
- ½ cucharadita de sal marina o más a gusto
- ½ cucharadita de hierbas provinciales
- Rociador de aceite de oliva orgánico
- 6 cucharadas de queso parmesano o mozzarella vegano
- Rociador de aceite de oliva orgánico

Procedimiento:

Precaliente el horno a 375°F grados y engrase ligeramente un molde para 6 cupcakes. Prepare el huevo vegano como indica el empaque con las 6 cucharadas del polvo vegano y 1½ tazas de agua helada, la sal, las hiervas provinciales y mezcle bien con un batidor de mano. Vierta un poco de mezcla del huevo vegano sobre cada uno de tazones cupcakes cups.

Llene menos de la mitad, ponga un poquito de los vegetales y como ½ cucharada de queso, cubra con más huevo vegano y repita hasta tener cada uno de los tazones llenos.

Hornee por 12 a 15 minutos a 375°F grados o hasta que los quiche tengan una apariencia firme y algo dorada. Vigile que no se sobrecocinen.

Sirva inmediatamente y disfrute. Sirve 6 porciones, pero debe servir 2 por persona.

Esta fue una de las primeras recetas que aprendí en el club de niños, y es una bendición de sabores totalmente libres de crueldad.

Tostones De Papas

Ingredientes:

- 1 libra de papas rojas pequeñitas sin cocinar (como 8 a 10 papas)
- 1 diente de ajo sin núcleo y machacado (opcional)
- Aceite de oliva a gusto
- Sal marina a gusto
- Tostonera o 2 platillos pequeños
- Papel encerado para cocinar

Procedimiento:

Precaliente el horno a 375°F grados. Lave y limpie las papas con un cepillo. Corte los extremos y descártelos. Engrase levemente una bandeja o molde para hornear. Ponga las papas dejando espacio entre ellas. Sazone con sal a gusto. Cocínelas por 15 a 20 minutos o hasta que estén blandas pero firmes. Vigile que no se quemen las papas. Una vez estén cocidas retire del horno y deje refrescar.

Con la tostonera o 2 platillos con papel encerado, aplaste sus papas. Repita hasta aplastar todas. Caliente un sartén a fuego moderado y engrase levemente. Sazone el sartén con el diente de ajo. Ponga las papas poco a poco.

Cocine por 3 minutos o hasta que doren. Voltee con una espátula y dore por el otro lado. Repita hasta haber dorado todas sus papas. Sirva inmediatamente como aperitivo o acompañante de su sopa o ensalada favorita.

Estos tostones son un complemento o acompañamiento perfecto. También son un lindo inicio para despertar el paladar.

Amigos

Mis amigos han sido muchos, llenando siempre las habitaciones del gran hotel que tiene mi corazón. Unos van, otros vienen, pero todos son lindos tesoros a lo largo de mi vida, y he podido disfrutar de la facilidad de hacer buenos amigos y compartir grandes momentos. Durante todos estos años, muchos forman parte de la clientela de mi gran hotel. Otros, solo me visitan en cortas vacaciones u ocasiones especiales. Otros han traído altas y bajas a mi vida, pero a muchos de ustedes les quiero agradecer el querer compartir sus pasos con los míos, y caminar a mi lado. Gracias por compartir algún sabor rico de nuestra vida, y por despertar lindos recuerdos. Algunos de ustedes ya no forman parte de mi vida por circunstancias geográficas o despedidas más grandes. Aquellos de los que me despedí mal, espero jamás vuelvan a mi hotel, pues son recuerdos que es mejor dejar atrás. A los amigos nuevos, espero descubrir cosas nuevas, por lo que aún nos falta caminar.

A mis vecinos los considero amigos geográficos de la vida, y a veces hasta una familia extendida cuando los tuyos están lejos. Aquellos que han vivido cerca de mi corazón, gracias por caminar a mi lado, atreverse a probar mis cositas, intentar cultivar el sabor por las papas, así como lo hice yo, y poder ver un futuro en nuestras raíces. A mi vecina del Condado le agradezco muchas cosas, pero sobretodo de ser una gran amiga y ver en mí una nueva luz, y creer en mí. De ella también aprendí que para una buena amistad la edad no es un límite, es un regalo.

Ella se convirtió en otra abuela para mí, enseñándome que el desayuno era el inicio positivo de cada día. Poder disfrutar de un nuevo día era el mejor regalo. Los sabores del desayuno en su cocina eran muy sencillos, pero muy ricos. Ella siempre servía la crema en un plato llano de postre, que por el lado acompañaba con un platito de fruta fresca y un rico jugo de zanahoria y manzana recién extraídos a temperatura ambiente. Todo siempre en porciones moderadas para poder así disfrutar más de la vida. En este desayuno no había ni pan, ni café, ni té, ni chocolate, y descubrí que me llenaba de energía, permitiéndome estudiar con mayor ímpetu. Esto es algo que todavía practico, aunque a veces le añado un expreso solito, para despertar en los días largos de noches cortas.

A veces, en los fines de semana, me invitaba a cenar, y descubrí lo que era la gastronomía puertorriqueña, las degustaciones de vino y lo fascinante que puede ser el champán. Recuerdo el sentir esas burbujitas en mi paladar, y todas las ricas sensaciones que éstas pueden despertar. Me encantaba visitarla, cocinar con ella y comer juntas, hablar por largos ratos, armar rompecabezas, escuchar sus historias familiares, y compartir con ella era siempre un placer. Ella es alguien a quien nunca olvidaré, y extraño su presencia entre nosotros. Una mujer sabia y muy adelantada a sus tiempos.

Desayunos

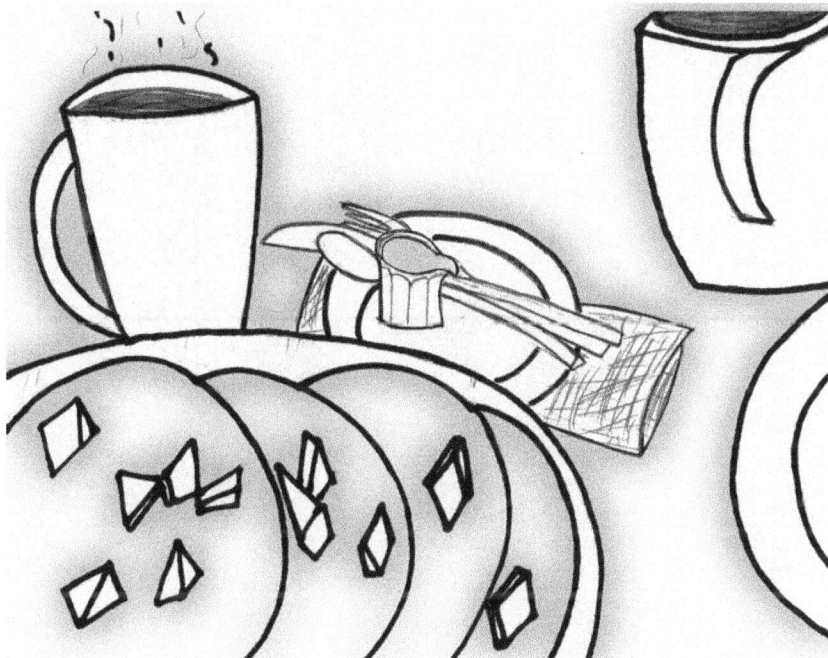

El desayuno es la comida más importante del día y la que nos provee mayor fuente de energía para todo lo que tenemos que enfrentar durante ESTA JORNADA. También es el momento que rompe con el periodo de ayuno nocturno del día anterior, para el inicio de un nuevo día. Si no desayunamos adecuadamente, vamos a tener hambre todo el día. El desayuno siempre debe ser una comida saludable y deliciosa, aunque sea sencilla o rápida. El compartir con alguien el desayuno es iniciar un día feliz. Puede llegar a ser hasta un encuentro romántico. Esto le dará positivismo y hará la diferencia para seguir adelante con el día.

Niditos De Amor

¿Quién dijo que el ser vegetariano limita el disfrutar de un desayuno espectacular?

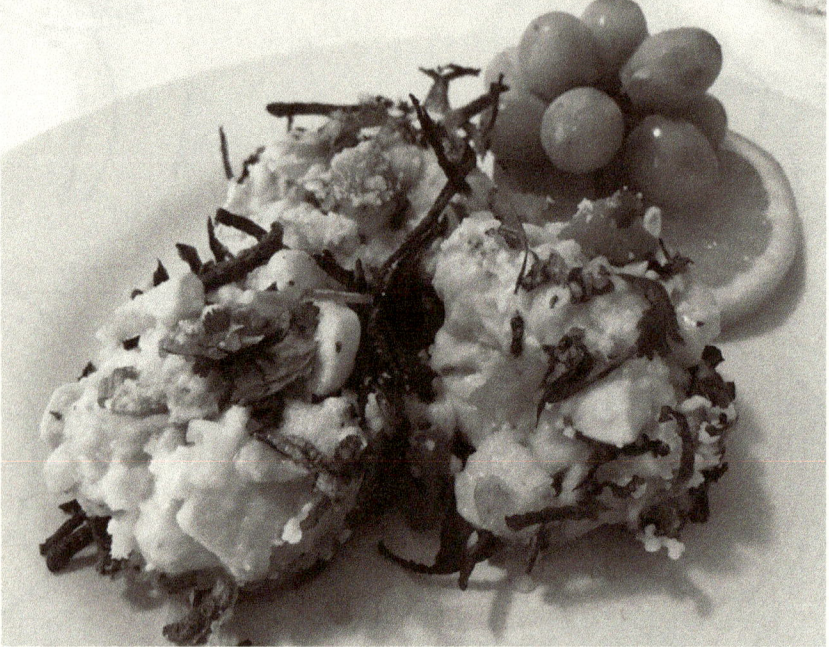

Este es un plato muy elegante, pero sencillo en su preparación. Ideal para compartir con un ser amado o si desea impresionar. Acostumbro hacer este plato los domingos o días festivos para darle un toque de amor a mi familia. Es ideal para prepararlo el domingo de Pascua y acompañarlo con frutas frescas, una mimosa y café para los adultos y un licuado de frutas frescas o cidra de manzana para los niños. Cuando lo sirva de seguro sentirán el amor que le ha puesto.

Niditos de papas

Ingredientes:

- 3 o 4 papas de asar orgánicas peladas y limpias (como 2 lbs)
- Rociador de aceite de oliva orgánico
- Sal marina a gusto

Procedimiento:

Precaliente su horno a 375°F grados. Ralle las papas finamente en hilachas o fideos. Escurra todo el líquido y coloque sobre unas toallas de papel y exprima todo el líquido. Rocíe un poquito de aceite de oliva sobre un molde para bizcochitos individuales o molletes. Coloque las papas ralladas por cucharadas, y afirme con la yema de los dedos hacia el fondo para formar los nidos. Haga una pequeña cavidad en el centro para poderlo rellenar. Sazone con sal marina a gusto.

Hornee por 15 a 20 minutos hasta que se doren las papas y se formen los nidos. Tenga cuidado que no se le quemen los bordes. Una vez sus nidos estén totalmente dorados y crujientes retire del horno. Rellene a gusto y disfrute de este rico desayuno.

Salen 4 porciones de 3 nidos por persona. Si fueran niños 1 o 2 niditos es más que suficiente. Dependerá de la edad del niño y su apetito.

Relleno

Estos niditos se pueden rellenar de manera simple, con un poquito de cebollas picadas y aceitunas negras.

Pero si desea hacerlo tal como yo, use *VeganEgg*: está hecho de plantas, algas, minerales y levadura nutricional para lograr una base vegetal, y remplazar el producto animal. También es libre de colesterol, alergias y crueldad.

Para rellenar los 12 nidos de papa va a necesitar este producto, que equivale 4 "huevos".

Ingredientes del relleno:

- 8 cucharadas de sustituto de huevo vegano *VeganEgg*
- 2 tazas de agua helada
- Sal marina a gusto
- Rociador de aceite de oliva orgánico

Opcional:

Vegetales picados a gusto, tales como cebollitas, cebollines, aceitunas negras, perejil, pimiento rojo o tomate. Si desea, puede añadir un poquito de queso vegano rallado libre de soya y lactosa.

Procedimiento:

Precaliente un sartén a fuego moderado medio alto.

Prepare el huevo vegano *VeganEgg* con las 8 cucharadas del polvo vegano, 2 tazas de agua helada, una pizca de sal y mezcle bien. Si desea unos "huevos" ligeros puede vertir la mezcla en la licuadora o batir con un batidor eléctrico.

Rocíe un poquito de aceite de oliva sobre el sartén ya caliente. Vierta la mezcla poco a poco. Sazone a gusto con sal marina. Con una espátula o cuchara de madera agite o revuelva poco a poco mientras se cuajan los "huevos", durante 8 a 10 minutos. Verá que esta mezcla rápidamente parecerá revoltillo. No sobrecocine. Retire del fuego cuando tenga una textura suave y satinada. El revoltillo se debe de ver algo húmedo. Puede servirlo así o acompañarlo con sus niditos de papa.

Sirve de 4 a 5 porciones.

Para rellenar los nidos de papa, vierta por cucharadas sobre la cavidad creada. Llene hasta arriba y acompañe con sus vegetales deseados o queso vegano rallado a gusto. Si desea unos niditos rellenos gratinados, añada un poco de queso vegano rallado y vuelva a colocar los niditos rellenos al horno ya caliente a 375°F o 400°F grados por 5 minutos o hasta que se derrita y se dore el queso vegano. Este paso es totalmente opcional. Estos niditos saben riquísimos de cualquier manera.

Recuerde, use su imaginación y disfrute.

Pancakes De Papas

Ingredientes:

- 2 papas para hornear medianas o rojas orgánicas, lavadas y peladas
- ¼ taza de cebolla picadita (como una cuarta parte de la cebolla)
- 1 cucharada rebasada de harina de papa o tapioca

- ½ cucharadita de sal marina o a gusto
- 1 huevo vegano en polvo ya preparado con agua helada como indica el paquete de *VeganEgg* o *Egg replacer*.
- Rociador de aceite de oliva orgánico

Procedimiento:

Ralle, pulse o procese en el procesador de alimentos eléctrico las papas y la cebolla. Si no tiene un procesador eléctrico puede hacerlo con un rallador de mano. Ponga la mezcla de papa y cebolla ralladas sobre un colador fino y coloque este sobre un recipiente hondo. Deje reposar por 5 minutos. Descarte el líquido que salió de la mezcla, pero reserve el almidón natural de las papas.

Vierta la ralladura de papa sobre este almidón natural, sazone a gusto y mezcle bien con el resto de los ingredientes hasta que todos estén bien incorporados. En un sartén previamente caliente a fuego moderado medio alto vierta por cucharadas la mezcla de papas.

Dore por 3 a 5 minutos, voltee, dore por el otro lado y repita hasta haber utilizado toda la mezcla. Le saldrán como 8 a 10 *pancakes* pequeños o medianos.

Este plato tradicionalmente se acompaña con salsa de manzana pero a mí me gusta solito con una pizca adicional de sal marina.

Hashbrowns Caseros O Tortas De Papas

Ingredientes:

- 1 papa de hornear, o tipo *Idaho* orgánica, lavada y pelada
- ¼ cucharadita de sal marina o a gusto
- Rociador de aceite de oliva
- Papel toalla (2 a 3 por enrollado)

Procedimiento:

Ralle las papas. Si no tiene un procesador eléctrico puede hacerlo con un rallador de mano. Vierta las papas sobre 2 hojas de papel toalla y coloque otro encima. Enrolle y exprima. Repita este paso hasta que las papas se sientan secas y sueltas. Ponga la ralladura de papa sobre un recipiente. En un sartén previamente calentado a fuego moderado medio alto, vierta toda la ralladura de papas sobre el sartén. Forme un círculo bien mullido pero plano. Aplane con una espátula y pegue bien los bordes hacia dentro del círculo. Sazone a gusto con sal marina.

Baje el fuego a moderado y dore por 10 a 15 minutos. Voltee y dore por 10 a 15 minutos por el otro lado. Sirva sobre un plato bonito y disfrute.

Planifique duplicar esta receta utilizando 1 papa rallada por persona, pues sale una porción de una torta o *hashbrown* casero por papa.

Papas Salteadas

Ingredientes:

- 3 o 4 papas orgánicas peladas y limpias (como 2 lbs)
- 1 cebolla pequeña
- ½ cucharadita de orégano molido
- ¼ de cucharadita de cúrcuma molida
- Aceite de oliva
- Sal marina a gusto

Procedimiento:

Pele y corte las papas en cuadritos pequeños. Póngalas en un colador y lave bien hasta que el agua salga clara, de esta manera está dializando* las papas. Precaliente un sartén no adherente a fuego moderado. Engrase levemente el fondo del sartén con un poco de aceite de oliva. Retire el exceso con un papel toalla y vierta las papas. Cocine a fuego moderado revolviendo constantemente para que no se peguen. Luego de haber dorado las papas añada la cebolla picadita y sazone a gusto con los demás ingredientes listados. Retire del fuego y sirva inmediatamente.

Sirve 2 porciones de adultos o 4 de niños.

Este es un plato fácil y rico que llena de energía.

*Proceso en donde se le quita el almidón a la papa.

Crema De Papas

Ingredientes:

- 1 taza de leche de coco, papa o cáñamo
- 2 cucharadas de almidón de papa *potato mix*
- 2 cucharadas de jarabe de arce o *maple syrup*
- ½ cucharadita de extracto de vainilla
- 1 pizca de sal marina
- Canela natural en polvo a gusto (opcional)

Procedimiento:

Vierta en una cacerola mediana el almidón de papa y la pizca de sal. En frío añada la leche de su gusto poco a poco mientras revuelve constantemente hasta que esté todo bien disuelto. Añada el jarabe de arce o *maple syrup* y mezcle bien. Ponga a cocinar a fuego moderado y añada la canela. Mueva constantemente hasta que espese o tenga la consistencia deseada. Añada la vainilla y mezcle bien una vez más. Retire del fuego y sirva inmediatamente.

Sirve 1 porción para el desayuno o 2 para postre.

Crema De Tapioca

Ingredientes:

- 1 taza de leche de coco, papa o cáñamo
- 2 cucharadas de tapioca orgánica
- 2 cucharadas de jarabe de arce o *maple syrup,* o azúcar turbinada

- 1 cucharadita de extracto de vainilla
- 1 pizca de sal marina
- Canela natural en polvo a gusto (opcional)

Procedimiento:

Vierta en una cacerola mediana la tapioca y la pizca de sal. En frío, añada la leche vegana de su preferencia poco a poco, mientras revuelve constantemente hasta que todo quede bien disuelto y mezclado. Añada el jarabe de arce o *maple syrup*, o azúcar y vuelva a mezclar bien. Ponga a cocinar a fuego moderado y añada la canela. Mueva constantemente hasta que espese o la consistencia quede cremosa. Añada la vainilla y mezcle bien una vez más. Retire del fuego y sirva inmediatamente.

Sirve 1 porción para el desayuno o deje enfriar para 2 porciones de postre.

Esta crema era la favorita de mis niños cuando eran chiquitos. Es suave, liviana y rápida de preparar. Puede guardarla en la nevera de un día para el otro, ¡pero es tan rica que no durará!

Buñuelos De Papa Y Manzana

Ingredientes:

- 2 papas de hornear grandes preferiblemente orgánicas
- ½ taza de harina de papa o almidón de papa *potato mix*
- 1 huevo vegano en polvo ya preparado con agua como indica el paquete de *Egg replacer.*

Si no lo tiene, puede usar 1½ cucharaditas de almidón de papa y 2 cucharadas de agua fría
* ¼ taza de puré de manzana
* 1 manzana rallada o picada en cubos pequeños
* ¼ cucharadita de canela en polvo
* 1½ cucharadita de azúcar turbinada
* Rociador de aceite de oliva orgánico

Procedimiento:

Precaliente el horno a 350°F grados. Lave y pele las papas. Cocine las papas al vapor o en un poco de agua como por 15 a 20 minutos o hasta que estén blandas al tacto de un tenedor y deje enfriar. Mientras se cocinan las papas; lave, pele, corte o ralle las manzanas. Sazone con la canela y el azúcar. Tape y deje aparte mientras estén frescas las papas. Una vez cocidas las papas, añada la harina o el almidón de papas, el sustituto de huevo vegano ya preparado y el puré de manzana. Mezcle bien.

Engrase levemente con aceite de oliva una plancha para hornear, tamaño 15" por 10" o de 16" por 12". Humedezca sus manos con agua fría para así evitar que se le pegue mucho la mezcla de papas.

Con la mezcla de papas forme bolas pequeñas con una cavidad cóncava en el centro para así rellenar con un poco de las manzanas ya preparadas. Con un poquito más de papas majadas, selle o tape el hueco y forme unos buñuelos redonditos. Repita hasta usar toda la mezcla. Coloque los buñuelos uno a uno sobre la plancha ya preparada, dejando suficiente espacio entre ellos para que no se peguen mientras los hornee.

Hornee por 20 a 30 minutos o hasta que estén totalmente dorados y cocidos. Retire del horno y deje reposar unos minutos hasta que se refresquen un poco. Sirva de 3 o 4 buñuelos por persona para un plato de desayuno. Si es para merienda o postre sirva 1 o 2 buñuelos por persona. Para buñuelos dulces puede añadirle un poco de jarabe de arce o *maple syrup*. Sirve 2 desayunos o varias meriendas o postre. Salen 6 a 8 buñuelos.

Esta receta la traje de mis recuerdos de El Salvador, y es un rico compartir para toda la familia.

Panecillos De Papas

Ingredientes:

- 3 papas grandes de hornear (1½ libras)
- 1 cucharadita de sal marina
- ½ taza de harina de papa o harina de tapioca
- 1 huevo vegano en polvo ya preparado con agua como indica el paquete de *Egg replacer.* Si no lo tiene puede usar 1½ cucharaditas de almidón de papa y 2 cucharadas de agua fría.
- Rociador de aceite de oliva

Procedimiento:

Precaliente el horno a 350°F grados y engrase ligeramente un molde para 6 bizcochitos o molletes. Lave y pele las papas. Cocine las papas al vapor o en un poco de agua como por 15 a 20 minutos o hasta que estén blandas al tacto de un tenedor, y deje enfriar.

Una vez cocidas las papas, añada la harina y maje con una batidora eléctrica. Añada el sustituto de huevo vegano ya preparado, doblando la masa para que se mezcle bien. Divida su masa en 6 porciones. Vierta la mezcla de papas por cucharadas sobre el molde para bizcochitos o molletes hasta usar toda la mezcla. Si le quedan huecos vacíos, llénelos con agua antes de poner al horno. Hornee por 20 a 25 minutos o hasta que estén dorados y cocidos. Retire del horno y deje reposar unos minutos hasta que se refresquen un poco.

Sirva 1 o 2 panecillos por persona para un plato de desayuno. Si es para merienda, sirva solo uno por persona. Este plato es perfecto para acompañar su sopa favorita. Si le quedan panecillos guárdelos en la nevera y caliente un poco antes de servirlos. Son tan ricos que a todos les van a gustar.

Sirve de 3 a 6 desayunos (6 a 8 panecillos).

Arepas O Tortas Gorditas De Papas

Ingredientes:

- 3 papas de hornear medianas o rojas, orgánicas
- 2 cucharadas de harina de papa o almidón de papa
- ½ cucharadita de sal marina o a gusto
- Rociador de aceite de oliva

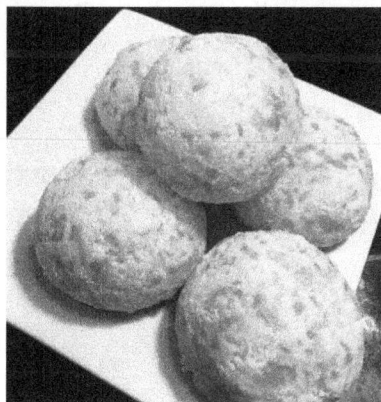

Procedimiento:

Lave y pele las papas. Cocine dos de las papas al vapor o en un poco de agua por 15 a 20 minutos, o hasta que estén blandas al tacto de un tenedor. Deje enfriar. La otra papa se va a rallar a mano, o use el procesador de alimentos eléctrico. Ralle o maje las papas cocidas y vierta junto a la papa cruda rallada en una escudilla o platón hondo.

Precaliente un sartén no adherente a fuego moderado. Añada el resto de los ingredientes a la mezcla de papas ralladas y mezcle bien hasta que todos los ingredientes estén incorporados. Forme en bolas con un cucharón para servir helado o con sus manos como cuando hace hamburguesas o tortas.

Rocíe el sartén con un poquito de aceite de oliva. Retire el exceso de aceite con un papel toalla. Revise que esté lo suficientemente caliente rociando unas gotitas de agua sobre este. Ponga las arepas o tortas a dorar por 5 a 7 minutos, voltee con una espátula y dore por el otro lado. Vigile que no se quemen, y repita hasta haber utilizado toda la mezcla. Le saldrán como 4 a 6 arepas o tortas pequeñas o medianas. Sirva inmediatamente 1 o 2 arepas o tortas por persona. Sazone a gusto si desea.

Sirve 2 o 3 porciones según su apetito.

Este plato es rico para cualquier hora del día, pero es perfecto para compartir en un "*brunch*" los domingos o días de fiesta.

Ensalada De Frutas Mañanera

Ingredientes:

- ½ taza de papaya picada en cubos
- ½ taza de piña picada en trozos
- ½ taza de manzana picada en cubos (si no está en temporada puedes sustituir por alguna otra fruta de temporada)
- ¼ taza de puré de manzana sin azúcar
- ¼ taza de jugo de piña fresco
- 1 cucharada de jarabe de arce o *maple syrup*
- 1 pizca de sal marina (opcional)

Procedimiento:

Lave, pele y corte todas las frutas. Ponga todos los líquidos en el fondo de una escudilla o platón hondo y añada la sal. Mezcle bien con un batidor de mano de metal para formar así un aderezo parejo. Añada sobre esto todas sus frutas. Con un cucharón doble mueva de abajo hacia arriba, para así bañar cuidadosamente todas las frutas con el aderezo y se incorporen los jugos naturales de las mismas. Sirva inmediatamente.

Sirve 1 porción de desayuno o 3 porciones de postre o meriendas.

Si utiliza esta receta para el desayuno lo puede complementar con una taza de su té digestivo favorito. Esta será una receta que deseará repetir varias veces a la semana o disfrutar en esos días de mucha prisa cuando se desea tener una digestión sencilla.

También puede utilizar esta receta para aquellos días que llegamos tarde a casa luego de una jornada larga y deseamos algo liviano para cenar. Me encanta hacer esto en los días de verano cuando hay muchas frutas ricas de temporada.

Tostadas Francesas

Ingredientes:

- 2 cucharadas de sustituto de huevo vegano *VeganEgg**
- ½ taza de agua helada
- ¾ taza de leche de coco o cáñamo
- 1 cucharadita de extracto de vainilla
- ½ cucharadita de canela molida
- Una pizca de sal marina (opcional)
- 4 a 6 rebanadas de pan artesanal libre de gluten (como *Súper Pan*)
- Rociador de aceite de oliva orgánico

Procedimiento:

Prepare el huevo vegano *VeganEgg* con las dos cucharadas del polvo vegano, ½ taza de agua helada, una pizca de sal y mezcle bien.

Vierta todos los ingredientes (menos el pan) en la licuadora y pulse hasta tener una mezcla pareja. Ponga la mezcla en un molde de cristal para hornear, cuadrado o rectangular. Precaliente a fuego moderado un sartén o plancha eléctrica.

Remoje las rebanadas de pan por ambos lados, de una en una sobre la mezcla. Repita hasta usar toda la mezcla. Rocíe levemente el sartén o plancha con aceite de oliva.

Dore las tostadas a cada lado por 5 a 7 minutos o a gusto. Repita hasta haber hecho todas las tostadas de pan. Corte en triángulos y sirva de 4 a 5 triángulos por plato. Acompañe con jarabe de arce o *maple syrup*.

Sirve 2 porciones.

Esta receta es romántica y especial, y es la favorita de mi hija. Hace de cualquier día de la semana uno muy especial, y es el desayuno perfecto para compartir con alguien amado.

* El *VeganEgg* se puede sustituir por 2 o 3 guineos maduros majados, pero si usa guineo tiene que aumentar la leche a una taza.

Tortilla

Ingredientes:

- 3 cucharadas de sustituto de huevo vegano *VeganEgg*
- ¾ taza de agua fría

- 2 o 3 cucharadas de vegetales de su preferencia, picados, tales como cubitos de papas, cebolla o setas
- Una pizca de sal marina o más a gusto
- Rociador de aceite de oliva

Procedimiento:

Precaliente un sartén o plancha eléctrica a fuego moderado. Prepare el huevo vegano *VeganEgg* con las tres cucharadas del polvo vegano, ¾ taza de agua helada, una pizca de sal y mezcle bien. Rocíe levemente el sartén con aceite de oliva. Disperse la mezcla de huevo vegano sobre el sartén para crear un círculo de forma pareja, como un ⅛ pulgada de espesor. Sobre esta, añada los vegetales hasta que se doren de forma pareja como por 5 minutos.

Doble a la mitad con una espátula y cocine por 2 minutos más. Sirva inmediatamente y disfrute.

Sirve 1 porción generosa.

Este es un desayuno rápido y colorido si lo acompaña con vegetales, creando así una fiesta en el paladar.

Pancake De Ñame

Ingredientes:

- 2 tazas de ñame picadito en cuadritos
- ½ taza de jugo de piña*
- ½ cucharadita sal a gusto
- 1 cucharadita de extracto de vainilla
- Canela a gusto
- Jarabe de arce o *maple syrup* a gusto
- Mantequilla de coco a gusto
- Rociador de aceite de oliva orgánico

Procedimiento:

En un procesador de alimentos vierta el ñame, el jugo de piña, la sal, la vainilla la canela. Procese hasta que quede cremoso. Caliente un sartén no adherente o plancha eléctrica y vierta un ¼ de taza de la mezcla a la vez. Cocine de 2 a 3 minutos. Voltéelo al otro lado y repita. Sirva con mantequilla de coco o con jarabe de arce o *maple syrup*. Sirve de 6 a 8 *pancakes,* suficientes para 2 o 3 porciones.

Esta receta la aprendí de mis suegros y es muy fácil y rica, pero impresiona a cualquiera.

*Si no tolera el jugo de piña lo puede sustituir por jugo de manzana o agua pura.

Crepés O Crepas De Manzana

Ingredientes:

- 1 taza harina de todo uso libre de grano y cereales *XO Baking Co.*
- 1 cucharada de almidón de papas *potato mix*
- ¼ cucharadita de canela molida
- 1 cucharada de azúcar turbinada
- 2 cucharadas de sustituto de huevo vegano *VeganEgg*
- 2 cucharadas de agua fría
- 1½ taza de leche de cáñamo
- 2 cucharadas de compota o puré de manzana orgánico sin azúcar
- 2 o 3 cucharadas de crema batida de coco (opcional)
- Rociador de aceite de oliva orgánico

Procedimiento:

Prepare el huevo vegano *VeganEgg* con las dos cucharadas del polvo vegano, ½ taza de agua helada, una pizca de sal y mezcle bien.

Vierta todos los ingredientes en orden (menos el jarabe de arce o *maple syrup* y crema batida de coco) en una escudilla grande o molde hondo. Mezcle bien con una batidor de metal o batidora eléctrica de mano, hasta tener una mezcla pareja y ligera. Caliente un sartén no adherente a fuego moderado. Una vez caliente el sartén, engrase un poco con el rociador de aceite de oliva. Vierta la mezcla con un cucharón de una capacidad de un ¼ de taza. Asegúrese que forma un círculo parejo fino en el sartén para emparejar la mezcla mientras se cocina. Deje cocinar de 3 a 5 minutos, voltéelo y repita hasta terminar toda la mezcla. Sírvalos con la compota de manzana casera, crema batida o jarabe de arce o *maple syrup* a gusto.

Salen de 6 a 8 crepas, dependiendo del tamaño de su sartén.

Compota de manzana casera:

- *2 manzanas peladas y picadas en cubos*
- *2 o 3 cucharadas de jarabe de arce o maple syrup, a gusto*
- *½ cucharadita de canela molida*
- *1 cucharadita de extracto de vainilla*

Procedimiento:

Precaliente a fuego moderado un sartén no adherente. Una vez caliente vierta el jarabe de arce o maple syrup. Deje hervir y cuando esté burbujeante añada las manzanas, canela y vainilla.

Mezcle bien hasta cubrir completamente las manzanas con el jarabe. Baje el fuego a bajo moderado y deje cocinar por 8 a 10 minutos, hasta que las manzanas estén blandas pero no sobrecocine.

Retire del fuego, deje refrescar y sirva con los crepés o crepas, pancakes, tortas o helado.

Esta receta me trae lindos recuerdos de mis viajes a Paris y es perfecta para un sabroso *"brunch"*.

Waffles De Yuca

Ingredientes:

- 1½ de harina de yuca (*Otto's*)
- ½ cucharadita de sal marina
- 2 cucharaditas de polvo de hornear
- ½ cucharadita de canela molida
- 2 cucharadas de sustituto de huevo vegano *VeganEgg* *
- ½ taza de agua helada
- 2 cucharaditas de extracto de vainilla
- 2 cucharadas de aceite de coco orgánico
- 1 taza de leche de cáñamo o de coco

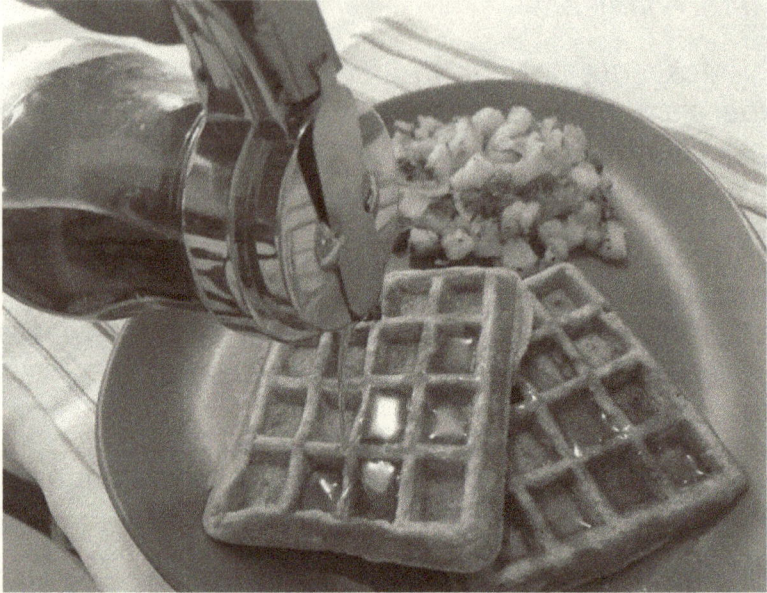

Procedimiento:

Prepare el huevo vegano *VeganEgg* con las dos cucharadas del polvo vegano, ½ taza de agua helada, una pizca de sal y mezcle bien. Precaliente su plancha para waffle. Vierta todos los ingredientes según listados en la licuadora. Licue por un minuto y medio. Mezcle con una espátula de goma y vuelva a batir por otro minuto. Pruebe la textura de su mezcla y si es necesario pulse un ratito más. Vierta un poco sobre su plancha de waffle y cocine por 3 minutos o lo necesario hasta que doren los waffles.

Estos waffles deben quedar suaves, así que no los sobrecocine. Remuévalos de la plancha y repita hasta haber usado toda su mezcla. Puede servirlos con mantequilla de coco, jarabe de arce o *maple syrup*, jalea o su fruta favorita.

Sirve de 8 a 9 waffles.

* El *VeganEgg* se puede sustituir por 2 guineos maduros majados

La primera vez que probé este plato me lo preparó mi cuñada, cuando compartíamos en el bote. Esta receta está inspirada en ese rico compartir en alta mar, pero tiene un toque dulce, igual al amor que creció entre mi esposo y yo.

Molletes O *Muffins* De Zanahoria Y Manzana

Ingredientes:

- 1 taza de zanahoria rallada finamente (como 2 zanahorias)
- 2 manzanas peladas y ralladas o picadas en cubos pequeños
- ¼ de taza de almidón de papas *potato mix*
- 1½ taza harina de todo uso libre de granos y cereales *XO Baking Co.*
- 1½ cucharaditas de bicarbonato de soda
- ⅛ de cucharadita de sal marina
- 1 cucharadita de canela molida
- 4 cucharadas de sustituto de huevo vegano *VeganEgg* y 1 taza de agua helada (se puede sustituir por 2 cucharadas de semillas de lino molidas y 6 cucharadas de agua helada, bien batido)
- ¼ taza de aceite de oliva o aceite de coco
- ½ taza de compota o puré de manzana sin azúcar
- ⅓ taza de azúcar turbinada
- 1 cucharadita de extracto de vainilla

- Un molde para hornear 12 panecillos o molletes *(muffins)*
- 12 copitas de papel para hornear
- Rociador de aceite de coco o de semillas de uva orgánicos

Procedimiento:

Prepare el huevo vegano *VeganEgg* con las 4 cucharadas del polvo vegano, 1 taza de agua helada, una pizca de sal y mezcle bien.

Ponga la parrilla del horno en el centro antes de prenderlo y precaliente a 375°F grados. Engrase ligeramente la superficie del molde para molletes o muffins y forre con las 12 copitas de papel.

Ralle finamente en el procesador de alimentos las zanahorias y las manzanas. Mida y descarte lo que no necesita. Añada sobre estas el almidón de papas, mezcle bien y deje aparte.

Cierna la harina libre de trigo y gluten, el bicarbonato de soda, sal y canela. Mezcle bien en una escudilla grande y deje aparte. En la escudilla de su batidora eléctrica vierta la mezcla de huevo vegano y bata lentamente. Añada el aceite, la compota de manzana, la vanilla y el azúcar.

Bata por un minuto más o hasta que se combine bien. Poco a poco añada la harina cernida por cucharadas a la mezcla, batiendo a velocidad bien baja hasta que los ingredientes estén totalmente incorporados y tenga una apariencia cremosa. Bata a velocidad alta moderada por 2 o 3 minutos para incorporar aire a su mezcla.

Mientras mezcla, agregue la zanahoria y la manzana. Continúe mezclando hasta que todas los ingredientes estén totalmente incorporados. Es conveniente que se ayude con una espátula de goma volteando la mezcla de abajo hacia arriba, "doblando" la mezcla.

Vierta la mezcla por cucharadas a los moldes llenando cada copita de papel tres cuartas partes, dejando espacio para que crezcan al hornear.

Hornee por 20 a 25 minutos o hasta que salga el palillo de madera limpio y estén totalmente dorados. Retire del horno. Desmolde y deje refrescar en una parrilla de 5 o 10 minutos. Sirva y disfrute.

Los que les queden luego de este desayuno los puede guardar en la nevera en un envase de cristal totalmente tapado por 3 o 4 días. También los puede servir como merienda o postre, ya que son riquísimos.

Sirve 12 molletes o muffins.

Esta receta nace de mi obsesión por aprender a hornear al estilo vegano. Es conveniente y rápida si se prepara con anterioridad. Además es portátil. No hay una emoción más rica que la de compartir algo dulce recién horneado.

La Dulce Piña Une A Los Hombres De Mi Vida

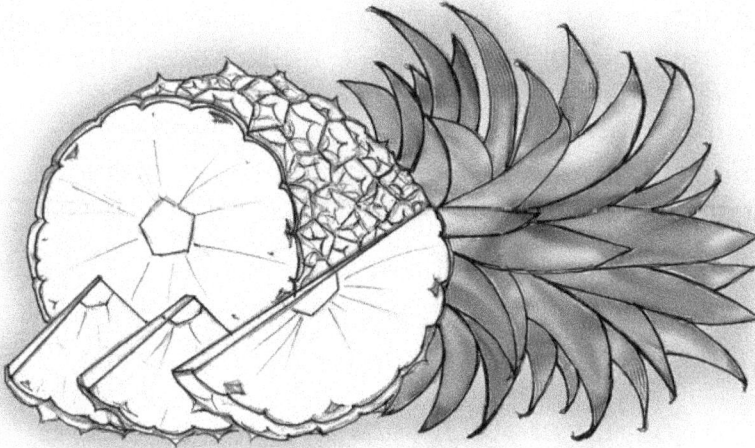

Los caminos a Barceloneta, por las visitas a la farmacéutica donde mi padre trabajó por largos años, me llevaron a descubrir mi fascinación por las piñas, la fruta para los reyes coronada desde su nacimiento y dotada de virtudes entre sus estrellas y pentagramas. Esta bella fruta es un tesoro en su diseño estructural, que guarda su dulce sabor. Ese sabor ha cambiado un poco con los años, pero su recuerdo original me hace salivar.

Mi bello esposo me enseñó a escoger una buena piña, y así me enseñó a descubrir la piña pan de azúcar de nuestro campo adentro, que es un tesoro entre todas las frutas que conozco.

149

Estas piñas son más redondas y pequeñas, dulces como ninguna otra.

Durante el embarazo de mi hijo mayor mi paladar cambió, y era poco lo que me gustaba comer. Una de las frutas que más apetecía era la piña, así que mi esposo se dedicó a conseguir las más dulces y bellas para mí. Fue una muestra de que este hombre sería un gran padre. Estas piñas eran tan ricas que me podía comer media piña de desayuno y con eso estaba feliz. A mi hijo le fascinan las piñas. Sin embargo, a mi hija menor no tanto, ya que le causan incomodidad en su lengua.

Un Nuevo Milenio, Y Más

Al finalizar el 1999, llegan a mi vida muchos cambios, despedidas, responsabilidades nuevas y grandes compromisos. Desde ese entonces muchos han seguido viviendo como siempre, sin entender la responsabilidad de lo que conlleva el comienzo de un nuevo milenio. Para mí, trajo retos nuevos tanto profesionales como personales. Viajes y más viajes. Exámenes finales, despedidas y nuevos comienzos. Decidí dejar atrás mis problemas de salud y hacer cambios radicales.

Aún joven, y enfrentando desbalances hormonales, se coartaba mi ilusión de la maternidad y parecía desvanecerse de mi vida. Todavía con duda, me reafirmo que ser vegana era mejor que ser vegetariana. Esto me lleva a conocer la Naturopatía, y al padre de la Naturopatía en Puerto Rico, el Dr. Norman González Chacón.

Ese descubrimiento me dio resplandor, un giro radical a mi vida, nuevas oportunidades y más sueños.

Dentro de todos estos eventos nuevos, mi mejor amigo llega a mi vida, llenándola de nuevas ilusiones, seguridad y amor. De nuestra amistad nace un noviazgo corto pero muy intenso, nuevos compromisos, grandes oportunidades y mucho amor. En ese entonces no veía la intensidad de este amor, pero ha sido el mejor paso que he dado hacia adelante en mi caminar. Al igual que con otros compromisos, llegaron más caminos, y cosas que visualizo ahora como temblores de tierra para probar mi firmeza, veracidad y amor. Mantenerme firme me permitió crecer, a pesar de los *"growing pains"*, de dar los pasos dolosos que el crecer conlleva. Me sentí sola, pero amada, y esto reafirmaba nuestra unión.

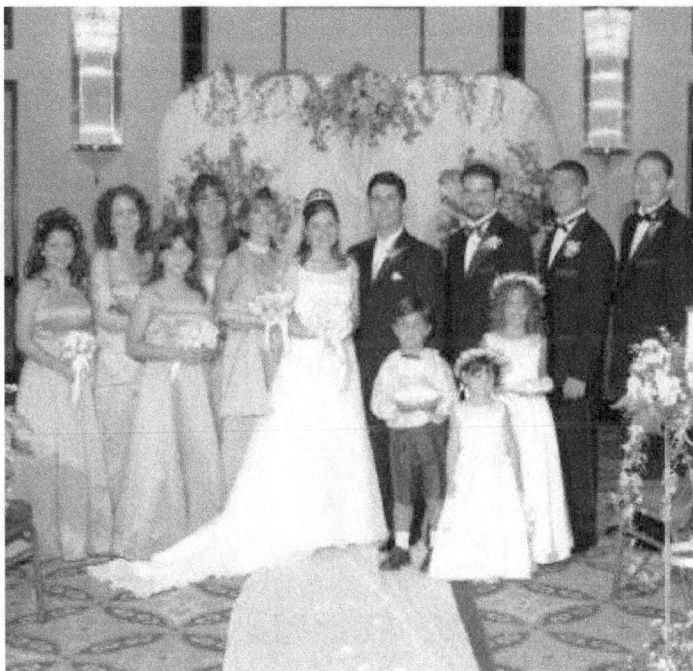

Por todo esto y mucho más aprendí a amar con intensidad a mi esposo, a valorar cada día a su lado, a valorar nuestro espacio y deseo de luchar juntos. Este amor ha sido el mejor regalo de vida que he tenido hasta ahora. Juntos hemos realizado sueños y tenemos muchos frutos positivos, logrando así opacar aquellos primeros pasos dolorosos. Aquél chico vegetariano y bajito como yo que me presentaron, es mi verdadera alma gemela. Aunque muy diferente a mí, ya no puedo dar ningún paso en mi vida sin él a mi lado.

Quiero poder llegar a ser viejita con él, a disfrutar de nuestros nietos juntos, y caminar a su lado hasta el final de nuestras vidas. Él cambió mi vida, y nuestro hogar es uno feliz, nuestros hijos son saludables y esto es lo que nos da deseos de seguir adelante luchando.

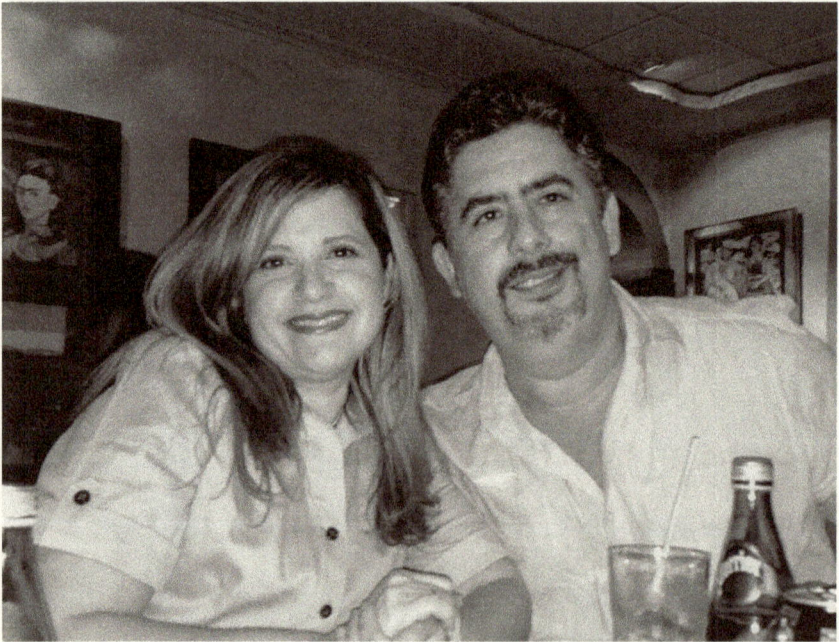

Platos Principales

El plato principal es el plato más importante que va a servir en su comida. Este debe ser rico, sustancioso y además debe ser preparado y servido con amor, para despertar todos los sentidos y así hacer una buena digestión. Si el plato es presentado elegantemente, será mejor recibido y aceptado a quién se lo sirva, aunque sea a uno mismo. Este será el triunfo de su cocina. Para aquellos que no conocen la comida vegetariana, algunos de nuestros platos pueden ser acompañantes de otros. Según usted lo presente hará la diferencia para que el plato principal sea uno verdaderamente sabroso.

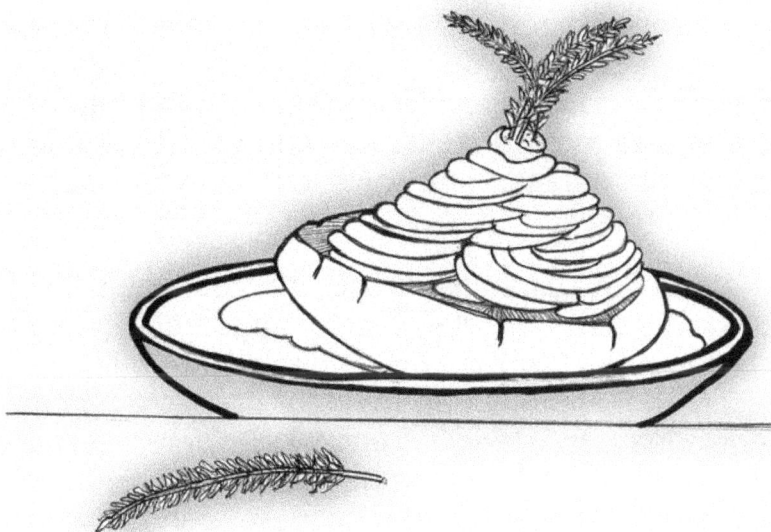

Puré De Papas

Ingredientes:

- 1 libra de papas doradas *Yukon* o sus favoritas, orgánicas preferiblemente
- ½ a ¾ taza del agua donde cocinó las papas o caldo vegetal
- 2 cucharadas de aceite de oliva
- Sal a gusto

Procedimiento:

Lave y pele las papas. Póngalas en una cacerola grande y cubra con agua fría. Cocine a fuego moderado por 20 minutos hasta que estén tiernas y blandas. Sazone a gusto y voltee con cuidado para que no se quemen. No las cubra y vigile que no se desborde el agua una vez empiecen a hervir.

Ya cocidas, reserve una taza del líquido de las papas en un tazón de medir líquidos. El líquido reservado hace la función de suavizar las papas cuando las maje. Este líquido contiene el almidón de las papas teniendo una consistencia más espesa que el agua fresca.

Retire las papas del fuego una vez cocidas, escurra y descarte el exceso del agua que no va a utilizar. Añada ½ taza del caldo caliente o líquido reservado. Maje con un majador de mano hasta tener una consistencia cremosa. Si fuera necesario, añada un ¼ de taza más de agua o caldo y maje hasta que las papas estén suaves o con la consistencia deseada. Sazone a gusto y añada el aceite de oliva. Mezcle bien y sirva inmediatamente.

Sirve de 1 a 2 porciones.

El puré de papas es una de las memorias más gratas y lindas que guardo de mi infancia. Siempre me hace sentir en casa. Mi mamá hace las papas majadas más ricas del mundo, y siempre saben a hogar, no importa dónde estemos. Son unas de las favoritas de mis hijos también. Este procedimiento y porciones las puede utilizar con otros tipos de papas o viandas.

A continuación, unas variaciones. La variedad da color a nuestra vida y alegría al poder complacer a todos los que amamos. Con estas variantes podemos hacer un majado distinto todos los días de la semana. No se pasa hambre, y todos se sienten felices en la casa.

Puré o Majado de Papas rosadas

Añada 1½ tazas de remolachas cocidas al vapor cortadas en pedacitos. Maje con una batidora eléctrica de mano hasta que todos los ingredientes estén totalmente incorporados y tengan una apariencia rosada pareja.

Papitas arropadas

Esta receta es para aquellos que no desean pelar las papas.

Utilice papitas nuevas rojas o amarillas. Lávelas bien con un cepillo y siga la receta anterior de papas majadas. Maje con majador de manos hasta que tengan una apariencia suave. Sazone a gusto.

Papas con setas

Añada ½ taza de setas picadas y 1 cebolla picadita. Limpie las setas con papel húmedo y córtelas. Lave y corte la cebolla.

Caliente un sartén a fuego moderado. Rocíe el sartén con rociador de aceite de oliva orgánico y vierta las setas. Cocine hasta que estén doradas y tiernas. Añada la cebolla y cocine por 3 minutos o hasta que doren. Sazone a gusto. Vierta la mezcla de setas sobre sus papas y decore con perejil fresco si desea.

Papas Horneadas A La Francesa Con Mojo

Ingredientes:

- 2 papas para asar grandes, orgánicas
- Rociador con aceite de oliva orgánico
- 2 dientes de ajo y machacados (opcional)
- 2 cucharadas de levadura de cerveza líquida
- 4 cucharadas de aceite de oliva orgánico
- Sal a gusto

Procedimiento:

Precaliente el horno a 450°F grados. Lave y pele las papas y póngalas en agua con sal. Corte las papas a la mitad a lo largo y luego corte a lo largo otra vez para obtener cuartos de cada una de las mitades, algo así como gajos. Mientras corta todas las papas póngalas en agua con sal nuevamente para que no se oxiden.

Una vez tenga todas las papas en octavos o segmentos escurra el agua. Ponga sobre una bandeja con papel toalla y seque bien para eliminar el exceso de agua. Rocíe con aceite de oliva una bandeja para hornear y coloque las papas de manera que no se toquen. Coloque las papas con la parte redonda de las papas hacia abajo. Sazone a gusto y hornee por 15 a 20 minutos.

Mientras se cocinan las papas prepare el mojo o aderezo. En una escudilla combine un diente de ajo, sal, la levadura de cerveza líquida, el aceite de oliva y mezcle bien. Puede duplicar la receta y mantener este mojo en la nevera para usarlo cuando lo necesite. Es una salsa muy nutritiva, sencilla y fácil de preparar. Sirve para acompañar otros platos.

Vigile que las papas no se quemen y voltee 1 o 2 veces para que se doren de manera pareja. Una vez estén totalmente doradas y cocidas apague el horno y retire las papas del mismo. Añada el ajo como si estuviera salpicándolas. Vuelva a ponerlas en el horno ya apagado hasta que las vaya a servir para que absorban el sabor y el aroma del ajo. Retire del horno y decore con el perejil fresco, si desea. Acompañe con aceite de oliva, aderezo favorito o con el mojo que se menciona en esta receta.

Sirve de 1 o 2 porciones, dependiendo de su apetito.

Estas papas fueron las que mi esposo hizo para conquistar mi paladar, y enamorarme de las papas y de él. Cuando éramos novios, como yo estudiaba y trabajaba, el cocinaba para mí. Todavía hacemos estas papas en nuestro hogar, y son favoritas de todos.

Mofongo De Papas

Ingredientes:

- 3 papas medianas, preferiblemente orgánicas
- 1 o 2 dientes de ajo machacados
- Levadura de cerveza líquida a gusto
- Aceite de oliva a gusto
- Sal marina a gusto

Procedimiento:

Precaliente el horno a 450°F grados. Lave y pele las papas. Corte en cuadros o cubos. Engrase un molde o plancha para hornear y vierta las papas. Sazone y hornee por 20 a 25 minutos hasta que se doren, siempre vigilándolas hasta que no se quemen. Retire el molde del horno.

Deje refrescar las papas levemente hasta que las pueda tocar sin quemarse. En un mortero o pilón ponga las papas y machaque con el ajo y el aceite de oliva, manteniendo una consistencia semi suave. Repita según necesario. Puede añadir un poco de levadura de cerveza, sal y aceite a gusto.

Salen 2 mofongos pequeños o 1 grande, según el tamaño de su pilón o molde. Sirve de 1 o 2 porciones, dependiendo de su apetito.

Este delicioso mofongo despierta nuestras tradiciones caribeñas. Es una de mis recetas más gratas, ya que aprendí a hacerla con mis suegros durante mi noviazgo. Fue una de las primeras recetas que grabamos para compartir con nuestra teleaudiencia, y una que hacemos para hacer sentir a alguien muy especial.

Tiritas De Papas Asadas Al Horno (Como Fritas Al Horno)

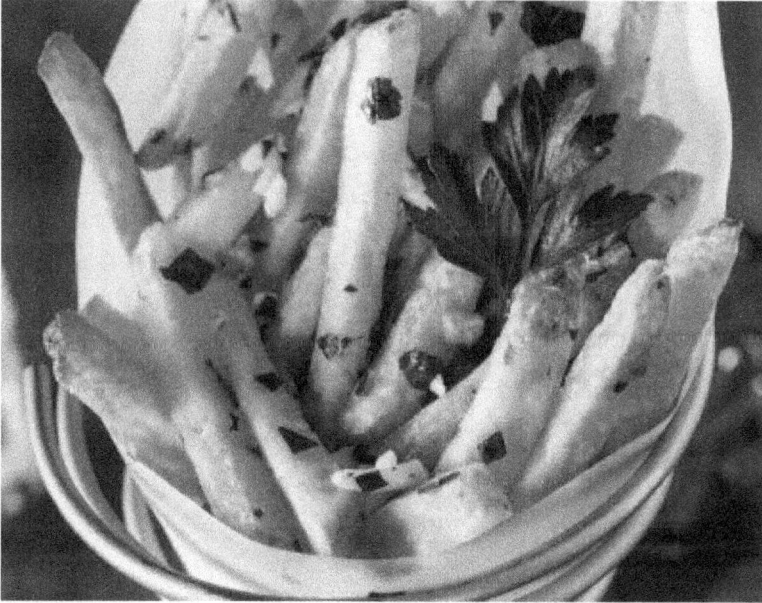

Ingredientes:

- 2 papas para asar grandes, preferiblemente orgánicas
- Rociador de aceite de oliva orgánico
- 2 dientes de ajo sin núcleo y machacados (opcional)
- Perejil molido o fresco para decorar su plato (opcional)

Procedimiento:

Precaliente el horno a 450°F grados. Ponga aparte un envase con agua y sal, que usará más adelante.

159

Corte las papas a lo largo y luego corte a lo largo otra vez para obtener tiras finas como las que cortamos para freír. Mientras corta todas las papas, póngalas en agua con sal para que no se oxiden. Una vez tenga todas las papas en segmentos finos, escurra el agua.

Ponga sobre una bandeja con papel toalla y seque bien para eliminar el exceso de agua. Rocíe con aceite de oliva una bandeja para hornear y coloque las papas de manera que no se toquen. Sazone a gusto y hornee por 15 a 20 minutos o hasta que se doren. Vigile que no se quemen y voltee 1 o 2 veces para que las papas se doren parejas.

Una vez estén totalmente cocidas y doradas, apague el horno y retire las papas. Añada el ajo como si estuviera salpicándolas y déjelas en el horno apagado para que absorban el sabor y el aroma del ajo hasta que las vaya a servir. Retire del horno y si desea o gusta decore con el perejil fresco, acompañe con aceite de oliva o aderezo favorito.

Sirve de 1 o 2 porciones depende de su apetito.

Este es el plato más común y favorito de mis hijos. Fue el primer alimento sólido que comió mi hijo mayor.

Arañitas De Papa

Ingredientes:

- 1 o 2 papas para hornear o tipo *Idaho* orgánicas, lavadas y peladas
- ½ cucharadita de sal marina

160

- Rociador de aceite de oliva orgánico
- Papel toalla (2 a 3 por enrollado)

Procedimiento:

Precaliente el horno a 450°F grados. Lave, pele y ralle las papas. Si no tiene un procesador eléctrico puede hacerlo con un rallador de mano. Vierta las ralladuras de papas sobre varios papeles toalla y coloque otro sobre las papas. Enrolle y exprima para extraer el exceso de líquido natural de la papa. Repita este paso hasta que las papas se sientan secas y sueltas.

Ponga la ralladura de papa en un recipiente, sazone a gusto y mezcle bien. Engrase levemente una plancha o molde para hornear. Utilice un cucharón o servidor de helado para crear bolas con la ralladura de papas. Vierta estas bolas de papa sobre la plancha o molde ya preparado. Deje espacio entre cada una de las bolas o arañitas. Sazone levemente con sal marina y hornee por 15 a 20 minutos o hasta que se doren totalmente.

Sirva inmediatamente y disfrute. Este es un plato muy divertido, pero sencillo, que a todos le puede gustar.

Sirve 1 a 2 porciones.

Planifique duplicar esta receta utilizando 1 papa rallada por persona, pues sale una porción de arañitas por papa.

Abanicos De Papas

Ingredientes:

- 2 papas para asar grandes, preferiblemente orgánicas
- ½ cebolla picada en ruedas bien finas o 2 dientes de ajo picados en lascas finas
- Rociador de aceite de oliva orgánico
- 2 a 4 cucharadas de aceite de oliva orgánico
- Sal a gusto

Procedimiento:

Precaliente el horno a 400°F grados. Lave y pele las papas (si son orgánicas puede dejarle la cáscara). Ponga en un recipiente cubriéndolas con agua fría. Corte las papas en tiras finas como de ⅛" sin cortar como media pulgada de la base para así crear el efecto de abanico. Repita este tipo de corte hasta haber cortado todas las papas deseadas para esta comida. Mientras hace estos cortes a todas las papas, póngalas en agua con un poquito de sal para que no se oxiden.

Si desea puede insertar un palito de bambú a una pulgada de la parte inferior de cada papa o hacer estos cortes bordeando cada una de las papas con 2 cucharones de madera o cuchillos de mesa a cada lado para así evitar cortar hasta el fondo. Esto le ayudará a mantener sus papas enteras.

Engrase levemente con un rociador de aceite de oliva una bandeja o molde de hornear. Escurra toda el agua de las papas.

Coloque cada una de las papas de manera que no se toquen y con la parte cortada hacia a bajo.
Sazone a gusto y hornee por 35 a 40 minutos, hasta que se cocinen y doren casi en su totalidad.
Remueva las papas del horno.

Ponga las ruedas de cebolla o lascas de ajo entre las aperturas de las papas y si desea puede sazonar con un poquito más de sal. Este paso es totalmente opcional. Voltee y regrese las papas al horno. Hornee por 15 a 20 minutos más hasta que las papas estén totalmente doradas y cocidas.

Retire del horno y vierta por cucharadas el aceite de oliva deseado. Deje refrescar 5 a 10 minutos antes de servir. Decore su plato con un ramito de perejil si desea.

Sirve de 1 o 2 porciones, dependiendo de su apetito.

Este es un plato hermoso, sencillo pero delicioso. Es parte de nuestra influencia norteamericana. Hace de cualquier comida un feliz compartir, y es rico para grandes y chicos.

Ñame En Escabeche

Ingredientes:

- 2 tazas de ñame picadito en cubos
- 1 cucharadita sal marina o más a gusto
- 1 hoja de laurel
- ¼ taza de aceite de oliva
- 1 cebolla picada en ruedas
- 1 diente de ajo sin núcleo en lascas

- ¼ cucharadita de orégano molido
- ¼ taza de aceitunas negras de buena calidad (opcional)

Procedimiento:

En una cacerola ponga el ñame y cubra con agua. Ponga a cocinar a fuego alto moderado por más o menos 20 a 25 minutos o hasta que el ñame esté tierno. Retire del fuego, escurra sobre un colador y descarte el agua.

Mientras se cocina el ñame, puede preparar el aderezo. En una escudilla honda de cristal ponga el aceite y añada todos los demás ingredientes mezclando con un tenedor rápidamente. Deje reposar tapado. Una vez el ñame esté cocido, vierta el aderezo por cucharadas, y voltee con un cucharón hasta que se incorporen los ingredientes. Se puede comer caliente o a temperatura ambiente. Una vez añada el aceite no recaliente.

Sirve 2 porciones.

Esta es una nueva alternativa inspirada en nuestras tradicionales cenas navideñas. Su sabor es innovador, pero con el toque del hogar. Me recuerda las reuniones familiares, y a mis abuelos.

Pasteles O Paquetes De Papa Y Zanahoria

Ingredientes:

- 2 papas doradas *Yukon* medianas orgánicas
- 1 zanahoria

- 1 cebolla picadita
- ¼ taza de aceitunas negras rebanadas
- 1 cucharada de levadura de cerveza líquida
- Aceite de oliva orgánico a gusto
- Sal marina a gusto
- Hojas de plátano limpias y amortiguadas o papel encerado para hornear *parchment paper*

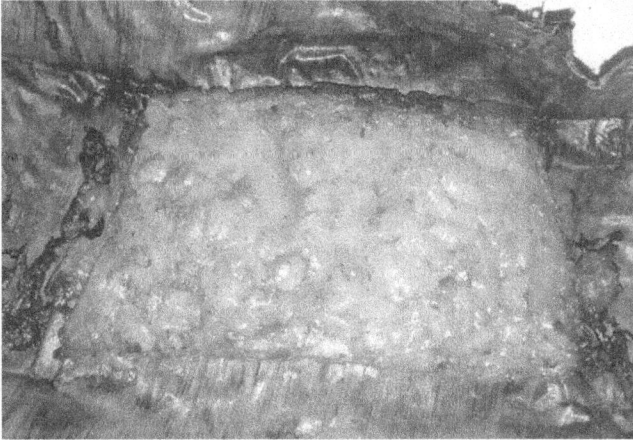

Procedimiento:

Lave y pele las papas y la zanahoria. Ralle las papas y zanahoria para crear fideos finos. Lo puede hacer a mano con el rallador mediano o con el procesador de alimentos de igual medida. Póngalos en agua hasta que haya terminado de rallarlas todas para que no se oxiden las papas. Lave sobre un colador hasta que el agua salga totalmente clara y haya retirado el exceso de almidón. Lave y corte la cebolla en cubos pequeños. Vierta en una escudilla y combine con las aceitunas negras ya rebanadas. Añada la levadura de cerveza, sazone a gusto y mezcle bien. Este es su relleno para los pasteles o paquetes.

Precaliente el horno a 400°F grados. Engrase levemente una plancha o un molde para hornear rectangular. Prepare las hojas de plátano o papel encerado para hornear, engrasando levemente con aceite de oliva y una brocha para cocinar (es como pintar el papel levemente con el aceite).

Si lo desea, en el centro del papel ponga un pedacito de hoja de plátano y también engrase. Esto les dará un rico sabor a los pasteles, pero es opcional ya que no siempre están en temporada.

Debe preparar como 4 hojas de papel de una medida más o menos de 12" por 12". Las hojas de plátano deben medir alrededor de 6 pulgadas si las fuera a poner adentro del papel.

Escurra bien las ralladuras de papa y zanahoria. Seque con papel toalla para remover el exceso de agua. Sazone a gusto con sal. Sobre el papel preparado ponga una o dos cucharadas de esta ralladura. Aplane con la parte de atrás de una cuchara como si hiciera una cama. Sobre esta, en el centro ponga una cucharada del relleno y sobre este, más ralladura.

Tome los extremos del papel y dóblelos hacia adentro. También doble las esquinas. Póngalo sobre el molde ya engrasado con las partes dobladas hacia abajo. Repita hasta que haga 4 pasteles o paquetes.

Una vez tenga todos sus paquetes o pasteles listos en el molde de hornear, coloque en el horno por 25 a 30 minutos. El papel se pondrá dorado, esto significa que ya sus pasteles están tiernos por dentro y tostados por fuera. Retire del horno y deje refrescar.

Si desea puede remover el papel hacia afuera y servir en el plato sobre la hoja de plátano o simplemente abrir los paquetes doblando el exceso de papel hacia adentro. Puede sazonar con un poco de aceite de oliva si desea. Sirva 1 o 2 por persona. Este es un plato perfecto para compartir. En la temporada navideña puede rellenar con gandules frescos cocidos, saben muy sabrosos.

Sirve de 2 a 4 porciones, dependiendo de su apetito.

Estos pasteles despiertan en mí la emoción de las fiestas, y me dicen que llegaron las navidades. Sin embargo, por sus ricos y simples ingredientes se pueden hacer todo el año.

Esta receta se puede duplicar o triplicar, para compartir con todo el que llegue. Se pueden congelar y cocinar hasta en la barbacoa, con ese olor a hoja de plátano, tan tradicional nuestro.

Mi Compromiso De Adulta

En mi etapa adulta comprendo que el planeta tierra no nos pertenece. Somos caminantes por este planeta, con un propósito y una razón para vivir. Yo descubro, a mis 30 años, que nací para dar vida y compartir mi vida. Decido entonces ser madre, y llegaron unos niños maravillosos, lindos tanto físicamente como espiritualmente, y muy inteligentes. Como con cualquier regalo, llegó la responsabilidad de cuidarlos, guiarlos y protegerlos. Mi compromiso es caminar a su lado mientras ellos me lo permitan, y enseñarles todo lo que ellos deseen aprender mientras esté a mi alcance. A su lado deseo abrir puertas nuevas, y descubrir cosas grandes, para juntos poder llegar más lejos en este camino.

De aquí en adelante creció mi compromiso para crear un espacio mejor para mis hijos y sus amigos, ya que no vivimos solos en este planeta. Deseo descubrir, explorar y aprender cosas nuevas a su lado y traer a su vida nuevos sabores.

Nuestro planeta está cansado y altamente contaminado. Nuestros recursos naturales están muy comprometidos, y la demanda de los mismos es más alta de la que podemos producir.

Siento la necesidad de compartir con ustedes una información y datos que van creciendo con el aumento de la contaminación de nuestro planeta, y no son solamente los químicos o la industrialización.

169

Según la Organización de las Naciones Unidas para la Alimentación y la Agricultura (FAO) la industria ganadera representa casi un 20% de la contaminación ambiental causada por la emisión de gases producidos por los animales y el efecto de invernadero. Actualmente el número presentado es 18%, pero decidí redondearlo a casi un 20% dado el caso que son datos recientes en una escala creciente, y no se incluyen aquellos que tienen animales domésticos en sus casas como perros y gatos, o animales de granjas como mascotas o pequeñas granjas de huevos en sus patios.

Los invito a considerar el veganismo por responsabilidad social y ambiental, para colaborar juntos a minimizar la contaminación causada por la emisión de gases producidos por la industria agrícola y ganadera. El alimentar al ganado con maíz, trigo, hojuelas y otros granos que son en su mayoría genéticamente modificados, hace que el excremento que estos producen sean de mayor volumen, y los gases que de aquí surgen son tóxicos para nuestro ambiente. Los terrenos que se utilizan para la producción de alimento para el ganado ocupan casi un 30% de nuestro planeta, y eso ha causado la deforestación en muchas regiones, destruyendo nuestros bosques y selvas. La industria ganadera es el destructor de muchos bosques y estos no nos pertenecen, son el hogar de muchas especies, y algunas ya están en peligro de extinción y sus recursos alimenticios en poca producción.

Como si esto fuera poco, la industria agrícola utiliza el mayor consumo de agua potable disponible. Esto representa no solo un peligro para el reino animal, sino para el ser humano, aumentando la toxicidad ambiental y contaminando nuestros terrenos y aguas. Como si esto fuera poco arrastra un sinnúmero de enfermedades, afectando la salud del ser humano y limitando nuestro verdadero alimento, lo que que pudiera llevar a crear hambre a nivel global (*World hunger*).

Se estima que la sobre-pesca pudiera dejar a nuestros océanos sin peces, causando grandes daños y estragos a la vida marina. Si se continúa el consumo de estos productos a estos niveles, entre el 2050 al 2060 (tan solo en 30 a 40 años más) los peces dejarían de existir, y aún no sabemos los efectos que esto pueda traer al ecosistema. Es nuestra responsabilidad alimentarnos adecuadamente, no de los gobiernos decirnos qué vamos a comer o cómo lo debemos hacer. La ganadería, agricultura y la pesca son negocios muy lucrativos, y pueden controlar hasta la bolsa de valores, pero su plan es vender su producto. El consumo inconsciente de estos productos trae grandes consecuencias no solo a la salud pero al ambiente. Debemos evaluar efectivamente las consecuencias que esto trae al ser humano y al medio ambiente. Nuestra responsabilidad es crear conciencia y motivar un cambio positivo para aliviar a nuestro planeta.

Muchas veces me pregunto por qué el ser humano es uno de acciones egoístas, a pesar de todo el conocimiento y datos disponibles. Somos responsables de nuestros actos, y no puedo imaginar qué puede sentir nuestro Creador con todas estas heridas. Siento que su amor es tan noble que nos perdona, pues conoce lo débiles que podemos ser, pero este hecho no borra del todo su dolor porque no podamos comprender que estas acciones significan la destrucción del ser humano a largo plazo.

No consumir carne no es solo una bendición para nuestra salud, sino una oportunidad para permitirle a nuestro planeta desacelerar la destrucción del mismo. Esto nos permite darle herramientas a nuestros hijos para poder vivir. Los invito a respetar mi opinión, y a buscar más información sobre este tema. Los invito a adoptar la tarea de escoger un día a la semana para no comer carne, para juntos bajar su consumo. Si sientes el llamado, atrévete a dar el paso y con tu ejemplo ayuda a otros a caminar a tu lado. No juzgues, no critiques: ayuda y educa. Piensa en tu salud y en las futuras generaciones. Este es nuestro compromiso social.

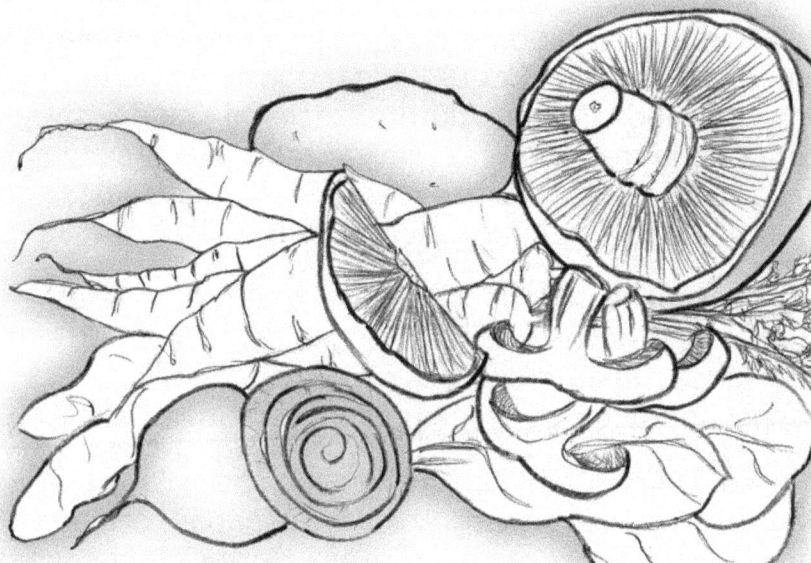

Más Platos Principales

Papas Encamadas

Ingredientes:

- 2 libras papas, preferiblemente orgánicas (como 10 papas medianas)
- 2 tazas de caldo de verduras ya preparado (puede sustituir por 2 tazas de agua, 1 zanahoria pelada y lavada, ½ cebolla, 2 cucharadas de levadura nutricional líquida, ½ cucharadita de sal, 2 o 3 diente de ajo y 1 hoja de laurel)
- 2 dientes de ajo sin núcleo en láminas
- Rociador orgánico de aceite de oliva
- Sal marina a gusto
- Perejil picadito si desea (opcional)

Procedimiento:

Prepare el caldo de verduras en una cacerola mediana, añada el agua, la zanahoria en pedazos, media cebolla, la levadura nutricional líquida, sal y la hoja de laurel. Una vez hierva, retire del fuego, añada el ajo, tape y deje reposar por 25 a 30 minutos. Una vez refrescado cuele el caldo.

Precaliente el horno a 425°F grados. Lave las papas con un cepillo para vegetales, pele y córtelas en ruedas finas de un octavo de pulgadas de espesor. Puede cortar las papas con una mandolina.

Rocíe un molde para hornear o cacerola grande con tapa para hornear. Arregle las papas formando varias capas. Estas capas deben de ser planas y de poco espesor. Vaya sazonando las papas poco a poco con un poquito de sal y repita hasta llegar casi arriba, recuerde dejar espacio para el caldo. Agregue el caldo de forma pareja y tape.

Hornee por 20 a 25 minutos tapado. Retire del horno y destape. Cubra la superficie con las dos cucharadas de aceite de oliva y las láminas de ajo. Esto le dará un lindo color dorado al hornear.

Hornee nuevamente destapado por 10 a 15 minutos más o hasta que las papas estén tiernas, se haya reducido el líquido y la parte superior esté totalmente dorada.

Retire del horno y deje reposar por 10 a 15 minutos. Decore con el perejil picadito si desea. Sirva inmediatamente.

Sirve de 4 a 6 porciones.

Este era un plato favorito de mi papá, y mi linda mamá siempre lo preparaba con mucho amor, especialmente para la cena de Acción de Gracias, y en domingos especiales para compartir.

Tubérculos Asados Con Mojo

Ingredientes:

* 1 papa para asar grande orgánica (puede usar 2 papas si no le gusta el apio)
* 1 pedazo mediano de raíz de apio (como del tamaño de 1 papa)
* 1 remolacha mediana
* 2 zanahorias
* 1 cebolla picada en cuadros pequeños
* 1 cabeza de ajo orgánico
* 1 cucharada de levadura de cerveza líquida
* Sal marina a gusto
* 4 cucharadas de aceite de oliva orgánico
* Papel encerado para hornear *parchment paper*

Procedimiento:

Precaliente el horno a 350°F o 375°F grados. Lave y pele las papas y demás tubérculos. Corte en tiras del mismo tamaño. Ponga las remolachas en un recipiente aparte, cubriéndolas con agua fría.

Ponga en una escudilla las zanahorias, el apio y las papas, cubriéndolas con agua fría. Escurra el agua y seque todos los tubérculos con papel secante antes de poner en los moldes. Mantenga la remolacha siempre aparte.

Engrase levemente una plancha o un molde rectangular para hornear y otro molde cuadrado más pequeño.

Cubra los moldes con papel encerado para hornear *parchment paper*, dejando un sobrante amplio a cada extremo para luego taparlo con este. Con una brocha de cocinar, engrase levemente el papel con aceite de oliva.

En el molde más grande ponga sobre el centro del papel, la cabeza de ajo entera cortada a la mitad y ponga todos los tubérculos a su alrededor, menos la remolacha. Sazone a gusto y cubra con los restantes del papel como el que hace un sobre. Asegúrese que fija las orillas hacia adentro del molde. Haga lo mismo con el molde más pequeño y ponga en este las remolachas.

El mantener las remolachas aparte evita que se manchen de rojo los demás tubérculos. Lleve los dos moldes al horno y hornee por 30 a 35 minutos. Retire del horno y abra los sobres para destapar los tubérculos y retirar el ajo. Ya destapados, vuelva a poner los moldes dentro del horno. Hornee de 10 a 15 minutos más para que se doren un poquito todos los tubérculos.

Retire los moldes del horno, combine todos los tubérculos de ambos moldes, sirva en una fuente o platón. Deja refrescar como de 5 a 10 minutos. Mientras prepara el aderezo o mojo. En una escudilla pequeña vierta la cebolla picadita, la levadura de cerveza, las cuatro cucharadas de aceite de oliva y sal a gusto. Mezcle bien y vierta sobre los tubérculos. Acompañe con el ajo rostizado que retiró del horno y ramitas de perejil si desea.

Sirve de 3 a 4 porciones, dependiendo de su apetito.

Este es un plato muy sencillo pero hermoso, colorido y atractivo. Su decoración es perfecta para culminar una larga jornada de trabajo. Derramará sobre los comensales una linda sensación de paz.

Pastelón De Papas

Ingredientes:

- 3 o 4 papas para asar grandes orgánicas (para obtener 4 tazas de puré)
- 1 cebolla picadita
- 1 o 2 dientes de ajo sin núcleo y picado en lascas
- 2 a 3 zanahorias cortadas en cubos pequeños (como 1 taza)
- ⅓ taza de raíz de apio cortado en cubos pequeños
- ½ taza de aceitunas negras rebanadas
- 2 cucharadas de levadura de cerveza líquida
- Sal marina a gusto
- Aceite de oliva orgánico a gusto

Procedimiento:

Lave, pele, corte las papas, las zanahorias y el apio en cubos. Reserve las zanahorias y el apio por separado. Ponga las papas en una cacerola y cubra con agua fría. Cocine las papas a fuego moderado por 20 minutos o hasta que estén cocidas o blandas.

Descarte con cuidado casi todo el líquido de las papas sobre un colador. Sazone a gusto y maje con un majador de mano buscando una textura consistente. Reserve y divida su puré o majado en 2 partes.

Precaliente un sartén a fuego moderado. Una vez caliente, engrase levemente con rociador de aceite de oliva, vierta la cebolla y dore por unos minutos hasta que estén un poco transparentes. Añada el apio, la zanahoria y cocine moviendo ocasionalmente para que no se peguen por 7 a 9 minutos.

Añada la levadura de cerveza y sazone a gusto con sal marina. Revuelva ocasionalmente. Cocine por 2 a 3 minutos hasta que estén tiernos pero crujientes. Retire del fuego, añada las aceitunas, los ajos y vuelva a mezclar. Este es su relleno.

Precaliente el horno a 375°F grados. Engrase levemente un molde pequeño para hornear, rectangular o cuadrado. Vierta en el molde la mitad del puré de papas. Aplane con una espátula o el revés de una cuchara procurando que cubra todo el fondo del molde. Sobre esto, añada el relleno de zanahoria ya preparado y cubra de la misma manera con el resto de las papas. Ponga en el horno ya caliente y cocine por 20 a 25 minutos hasta que dore. Retire del horno. Deje refrescar de 10 a 15 minutos antes de cortar o servir.

Sirva y sazone con aceite de oliva.

Sirve de 2 a 3 porciones, dependiendo de su apetito. Este es un plato fácil para compartir, y es el mejor compartir de mi hogar.

Este delicioso plato nunca faltaba en los hogares de nuestras abuelas, pero aquí se presenta con un relleno innovador para darle una nueva vida a nuestros sabores.

Rellenos De Papas

Ingredientes:

- 4 papas para asar grandes orgánicas (para obtener 4 tazas de puré)
- 1 taza de harina de papa o almidón de papa *potato mix,* y más para sellar
- 1 cebolla picadita
- 1 o 2 dientes de ajo picado en lascas
- 2 a 3 zanahorias cortadas en cubos pequeños (como 1 taza)
- ½ taza de seta portobello picada en cubos (como 1 o 1½ setas grandes) *
- ½ taza de aceitunas negras rebanadas
- 2 cucharadas de levadura de cerveza líquida
- 1 o 2 hojas de laurel enteras
- Sal marina a gusto
- Aceite de oliva orgánico a gusto

Procedimiento:

Lave, pele, corte las papas y las zanahorias en cubos. Limpie las setas con un papel húmedo, remueva el interior oscuro con una cuchara y corte en cubos. Reserve las zanahorias y las setas por separado. Ponga las papas en una cacerola y cubra con agua fría.

179

Cocine las papas destapadas a fuego moderado por 20 minutos o hasta que estén cocidas o blandas. Descarte casi todo el líquido de las papas sobre un colador con mucho cuidado. Sazone las papas a gusto y maje con un majador de mano buscando una textura consistente. Añada la harina o almidón de papas y mezcle bien. Esto les dará firmeza y mejor consistencia a las papas. Deje refrescar mientras prepara el relleno.

Relleno:

Precaliente un sartén a fuego moderado. Una vez caliente, engrase levemente con rociador de aceite de oliva, vierta las setas y cocine hasta que doren de forma pareja. Luego añada, las hojas de laurel, las zanahorias y la cebolla. Sazone a gusto.

Cocine moviendo ocasionalmente como por 8 a 10 minutos hasta que los vegetales estén un poco blandos y la cebolla transparente.

Añada la levadura de cerveza. Revuelva y cocine por 2 a 3 minutos hasta que todos los vegetales estén tiernos pero crujientes. Retire del fuego, añada las aceitunas, los ajos y mezcle bien. Pruebe la sazón y ajuste la sal de ser necesario.

Precaliente el horno a 400°F grados. Engrase levemente una plancha o un molde rectangular para hornear. Con un cucharón grande de servir helado, haga bolas con el puré de papa. Ponga estas bolas con la parte plana hacia arriba sobre un platón o molde polvoreado con harina o almidón de papa. Procure que no se toquen. Repita este proceso hasta haber usado casi todo el puré. Reserve como una cuarta parte del puré para tapar los rellenos.

Polvoree sus manos con harina o almidón de papa. Tome una de las bolas de papa con la parte plana hacia arriba. Haga una incisión o hueco con una cuchara y rellene este hueco con el relleno de seta y zanahoria que ha preparado. Cubra el relleno con el puré reservado y redondee los bordes con sus dedos. Repita hasta haber usado todo su puré y relleno.

Ponga cada uno de los rellenos sobre la plancha o molde para hornear ya engrasado. Procure dejar espacio entre cada uno y que no se toquen. Hornee por 25 a 30 minutos hasta que doren. Vigile que no se quemen. Retire del horno. Deje refrescar 5 a 10 minutos. Sirva y sazone con aceite de oliva. A mí me gusta acompañar estos rellenos con ensalada de remolacha y zanahoria (página 93).

Sirve de 8 a 10 rellenos.

Este es un plato perfecto para compartir con familiares y amigos. Despiertan en mí todo el amor de mi abuela materna, una mujer luchadora, emprendedora y muy trabajadora. Ella abrió las puertas de su hogar a pupilos para ofrecerle a sus hijos la oportunidad de una carrera universitaria. Su casa fue un hogar lleno de amor y ricos sabores.

Papas Doblemente Asadas

Ingredientes:

- 2 papas para asar grandes, preferiblemente orgánicas
- ½ cebolla picadita en cubos pequeños (opcional)

- ¼ de taza de zanahoria rallada (opcional)
- 1 cucharada de levadura de cerveza líquida
- 2 a 4 cucharadas de aceite de oliva
- Sal a gusto

Procedimiento:

Precaliente el horno a 450°F grados. Lave las papas bien con un cepillo para vegetales y pinche dos o tres veces con un tenedor. Ponga en el horno directamente sobre las parrillas y hornee por 35 a 40 minutos o hasta que estén tiernas. Una vez asadas retire del horno y deje refrescar hasta que pueda manejarlas con su mano. Corte las papas a la mitad de forma horizontal. Con una cuchara retire con cuidado el interior de la papa, reservando la cubierta o cáscara de la misma con solo una corteza de un cuarto de pulgada de ancho más o menos.

Repita con las demás papas y ponga el interior de todas las papas en una escudilla, añada la cebolla y demás ingredientes. Maje y mezcle bien con un tenedor. Sazone a gusto. Rellene las cortezas de papas y cubra con la ralladura de zanahoria si desea. Engrase levemente con rociador de aceite de oliva una bandeja o molde de hornear. Sobre este ponga las cortezas de las papas ya rellenas y hornee por 10 a 15 minutos o hasta que se doren bien.

Remueva las papas del horno. Deje refrescar 5 a 10 minutos antes de servir. Decore su plato con un ramito de perejil si desea.

Sirve de 1 o 2 porciones.

Estas papas son tan divertidas como tu imaginación te permita crearlas. Para mí, son botes o canoas de sabor. Son fáciles de hacer, pero ricas.

Pizza De Papas

Ingredientes:

Para la masa de pizza

- 4 a 6 papas para asar grandes orgánicas (para obtener 5 tazas de papas ralladas)
- ¼ taza de harina de papa o almidón de papa *potato mix*
- 1 huevo vegano en polvo ya preparado con agua como indica el paquete de *Egg replacer*. Si no tiene este puede usar 1½ cucharaditas de almidón de papa y 2 cucharadas de agua fría.
- 2 cucharadas de agua fría
- 2 cucharadas de almidón de papas
- 1 cucharadita de orégano molido
- ½ cucharadita de sal marina o más, a gusto
- Aceite de oliva orgánico a gusto

Para la salsa roja libre de tomate

- 1 remolacha fresca mediana cocida (como ½ taza)
- 2 a 3 zanahorias cortadas en cubos cocida (como 1 taza)
- 1 o 2 dientes de ajo sin núcleo
- 1 o 2 hojas de enteras de orégano brujo
- Una pizca de sal marina
- Aceite de oliva orgánico a gusto

Acompañantes ("toppings")

- 1 cebolla picadita
- ½ taza de seta portobello picada en cubos (como 1 o 1½ setas grandes)
- ½ taza de aceitunas negras rebanadas
- 1 taza de queso vegano de su preferencia

Procedimiento:

Masa de pizza:

Precaliente el horno a 450°F grados. Lave, pele y ralle las papas en hilachas finas o fideos. Escurra todo el líquido, coloque sobre unas toallas de papel y exprima todo el líquido. Vierta en una escudilla honda, añada la harina de papa, el almidón de papa, la sal, el orégano, molido y mezcle bien.

Añada el sustituto de huevo a la mezcla y amase hasta obtener una mezcla homogénea. Rocíe levemente con aceite de oliva un molde de pizza redondo. Vierta la mezcla de papas por cucharadas al molde. Amase y forme una torta redonda, creando con sus dedos una orilla un poco más gruesa alrededor. Hornee por 20 a 25 minutos o hasta que esté dorada de manera pareja.

Salsa:

Mientras se cocina la masa, lave y corte los vegetales con los que desea acompañar la pizza.

Prepare la salsa, cocinando al vapor la remolacha y las zanahorias hasta que estén blandas al toque de un tenedor. Remueva del fuego y ponga en la licuadora o procesador de alimentos.

Pulse con cuidado y si fuera necesario añada varias cucharadas del líquido donde cocinó la remolacha y zanahoria. Añada el ajo, el orégano, la pizca de sal y licue o pulse nuevamente. Una vez esté corriendo su licuadora o procesadora de alimentos, añada un chorrito de aceite de oliva. Ponga la salsa en un tazón hasta que la vaya a usar.

Una vez la masa esté dorada, vierta un poco de salsa del centro hacia afuera y esparza hacia afuera con el fondo de una cuchara de manera circular. Añada los vegetales o acompañantes deseados. Hornee una vez más por 8 a 10 minutos o si usó queso vegano, hasta que este se derrita totalmente. Retire del horno, corte en triángulos y si desea acompañe con aceite y ajo. Sirva inmediatamente.

Sirve 8 pedazos de pizza como 4 porciones de 2 pedazos; depende del molde.

Estas pizzas de papas las creé buscando alternativas saludables para despertar en nuestros jóvenes nuevos sabores sobre algo bien conocido, libre de los riesgos de las versiones comerciales.

Parece ser una receta complicada, pero es mucho más fácil que amasar la masa de una pizza tradicional. Puede ser una alternativa para unirse y compartir en familia, especialmente en los fines de semana, días de juegos o noches de películas.

Albóndigas De Setas Portobello

Ingredientes:

- 2 o 3 setas portobello grandes (½ libra)
- ½ cebolla
- 1 zanahoria lavada y picada
- ½ taza de puré de papas preparado (página 154)
- ¼ de taza harina de papas
- 2 cucharadas de sustituto de huevo vegano *VeganEgg*
- ½ taza de agua helada
- ½ cucharadita de orégano molido
- ½ cucharadita de mostaza orgánica preparada
- 2 cucharaditas de levadura de cerveza líquida
- 1 pizca de cayena (opcional)
- Sal marina a gusto
- Rociador de aceite de oliva orgánico
- Fideos de tapioca o papa o su pasta favorita libre de gluten con su salsa favorita. A mí me gustan con aceite de oliva y ajo

Procedimiento:

Prepare el huevo vegano *VeganEgg* con las dos cucharadas del polvo vegano, ½ taza de agua helada, una pizca de sal y mezcle bien.

Prepare el puré de papas como se ha indicado en la página 154. Limpie las setas portobello con un papel toalla húmedo. Remueva los tallos y reserve. Remueva la parte interior negra de la seta con una cuchara y descarte. Corte en pedazos pequeños.

Vierta los tallos de las setas, la cebolla y la zanahoria en el procesador de alimentos y pulse hasta que estén finamente picados. Añada los demás ingredientes menos las setas restantes y pulse hasta que se forme una masa gruesa.

Retire del procesador y vierta en una escudilla honda. Añada las setas picadas, doblando con una espátula de goma hasta que las setas se incorporen totalmente con la mezcla.

Cubra con papel encerado para hornear *parchment paper* y engrase levemente una plancha para hornear. Forme las albóndigas con la masa de portobello con las manos o usando un cucharón pequeño para servir helado como el que usa para hacer galletitas. Ponga sobre la plancha para hornear preparada. Deje espacio entre cada una. Si no las va a comer inmediatamente ponga en la nevera tapado. Puede hacer este proceso horas antes y luego cocinar las albóndigas cuando vaya a preparar sus fideos o pasta.

Precaliente el horno a 375°F grados. Hornee las albóndigas por 15 a 20 minutos o hasta que se doren por todos lados. Retire del horno y sirva con su salsa favorita. Puede acompañar con pasta o con puré de papas. Vierta un chorrito de aceite de oliva justo antes de servir.

Sirve 4 a 6 porciones.

Para mí, este es el sabor más reconfortante, que me hace sentir en casa. Su delicioso sabor, con su textura innovadora, complementa muy bien las papas majadas con crema de setas. Este plato impresiona al paladar más difícil de conquistar.

Rosetas De Papas

Ingredientes

- 3 papas medianas orgánicas
- Aceite de oliva extra virgen
- Palillos
- Sal marina a gusto
- Rociador de aceite de oliva orgánico

Procedimiento:

Precaliente el horno 375°F grados. Lave y pele las papas. Póngalas en un recipiente cubriéndolas con agua fría. Corte las papas en láminas o ruedas finas como de ⅛ de pulgada y si le quedan de diferentes diámetros mejor, ya que le dará más volumen a nuestras rosas o rosetas.

Puede cortar las papas con una mandolina. Ponga las láminas de papa sobre un picador o superficie limpia. Forme una fila entremontada a un poco menos de la mitad de cada lámina. Forme en rosetas o enrolle las láminas y las fíjelas con palillos para hornearlas. Sazone a gusto con sal marina.

Engrase levemente con aceite de oliva una plancha o molde para bizcochitos o *cupcakes*. Ponga las rosetas de papa ya preparadas en cada espacio. Hornee por 25 a 30 minutos o hasta que estén bien doradas. Retire del horno, remueva los palitos y vierta un chorrito de aceite de oliva en cada una. Sazone a gusto con sal marina gruesa.

Sirva inmediatamente y adorne los platos con hojas verdes para que parezca un jardín de rosas.

Sirve 2 porciones ya que salen de 4 a 5 rosas, depende del tamaño de sus rosas.

Dentro de todos los platos principales, este es el más hermoso. Me encanta hacer estas rosetas para compartir entre amigas, o celebrar nuestra maternidad. Pueden ser un lindo regalo para aquellos que más se aman. Estas rosetas se ven hermosas y pueden acompañar la más rica sopa o crema, para hacer de cualquier almuerzo uno muy especial.

Papas A La Duquesa

Ingredientes:

- Aproximadamente 1 libra de papas, preferiblemente orgánicas
- 2 cucharadas de margarina vegana o aceite de oliva
- 2 cucharadas de sustituto de huevo vegano *VeganEgg*
- ½ de agua fría
- 3 cucharadas de harina de papa o tapioca
- 1 pizca de nuez moscada
- Sal marina a gusto
- Rociador de aceite de oliva orgánico

Procedimiento:

Prepare el huevo vegano *VeganEgg* con las dos cucharadas del polvo vegano, ½ taza de agua helada, una pizca de sal y mezcle bien.

Lave y pele las papas. Córtelas en trozos grandes, ponga en una cacerola y cubra con agua fría. Cocínelas a fuego moderado y sazone a gusto con sal, hasta que estén tiernas por más o menos 20 minutos. Escúrralas con un colador y descarte el agua. Deje reposar.

Maje las papas con un majador de mano o tenedor, hasta tener un puré suave. Incorpore la margarina o aceite de oliva, la harina de papa o tapioca y mezcle bien.

Sazone con sal y nuez moscada. Agregue el huevo vegano mezclando rápidamente de forma circular para que se integren todos los ingredientes. Precaliente el horno a 375°F grados. Engrase levemente una plancha o molde para hornear. Ponga el puré en una manga pastelera con una boquilla o punta rizada mediana o grande. Forme pequeñas montañas o la forma que desee con el puré sobre la plancha preparada. Hornee de 15 a 20 minutos o hasta que estén totalmente doradas. Sirva inmediatamente y disfrute.

Sirve 2 porciones ya que salen como de 6 a 8 montañas de puré, dependiendo del tamaño qué las haga y de su creatividad.

Estas papas son el complemento perfecto para coronar las setas portobello, pero son tan hermosas que sirven para complementar cualquier plato. Se pueden preparar grandes o pequeñas. Es la más digna elegancia de un puré.

Setas Portobello A La Duquesa

Ingredientes:

- 4 setas portobello limpias y marinadas
- 1 receta de papas a la duquesa (página 189) ya preparadas en 4 roscas
- 1 receta de crema de setas portobello (página 75)

Marinada para las setas

- *2 dientes de ajo lasqueados*
- *⅓ taza de aminoácidos naturales de coco*
- *½ cucharadita de orégano molido*
- *⅓ taza de aceite de oliva*
- *¼ taza de jugo de manzana o vino de cocinar (opcional)*

Procedimiento:

Mezcle bien todos los ingredientes de la marinada, agregue las setas y bañe con una cuchara. Enfríe en la nevera y deje marinar por un mínimo de 2 horas hasta un máximo de 6 horas. Mueva ocasionalmente, luego cocine a la plancha a fuego moderado o al sartén (sin añadir el líquido) hasta que se doren pero que mantengan una consistencia firme y tierna (como de 10 a 15 minutos por cada lado). Retire del fuego y deje reposar en un platón tapado por 5 minutos. Sirva sobre la crema de setas y corone con las papas a la duquesa.

Estas setas son el plato perfecto para servir en una noche romántica, para celebrar un año nuevo o cualquier ocasión especial.

De todas las recetas que he decidido compartir con ustedes, esta es mi favorita. Me encanta servirla como segundo plato o plato principal, luego de deleitar a mis invitados con mi carpaccio de remolacha y rábanos. Después, sirvo el Flan Mágico (página 212) de postre para un final feliz.

Este plato es tan hermoso y espectacular que fue uno de los platos que se sirvió en nuestra boda para complacer y deleitar a todos nuestros amigos y familiares veganos. Cada vez que lo recuerdo me siento feliz y me enamoro más de mi marido.

Hamburguesa De Gandules

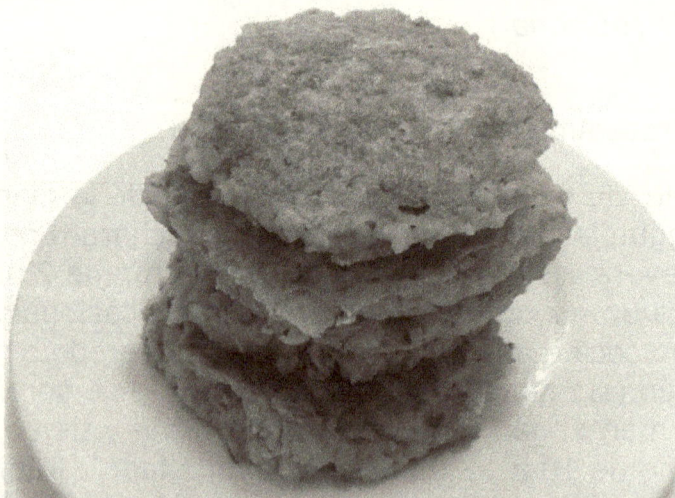

Ingredientes:

- ½ cebolla cortada en pedazos
- 1 diente de ajo
- 4 tazas de gandules frescos cocidos (32 onzas)
- 1 cucharada de cilantrillo molido

- 1 cucharadita de orégano molido
- 1 cucharada de sustituto de huevo vegano *VeganEgg*
- ¼ taza de agua helada
- 1½ cucharada de levadura de cerveza o más a gusto
- ½ taza harina de yuca o papa y un poco más para polvorear las hamburguesas
- Sal marina a gusto
- Tortas de casabe (página 106) o papas asadas a la francesa (página 156), y aguacate para servir

Procedimiento:

Prepare el huevo vegano *VeganEgg* con la cucharada del polvo vegano, ¼ taza de agua helada, una pizca de sal y mezcle bien.

Ponga la cebolla y ajo en su procesador de alimentos y pulse hasta que estén finamente picados. Añada 3 taza de los gandules y todos los demás ingredientes y pulse varias veces hasta que todo esté bien combinado.

Transfiera la mezcla de gandules a una escudilla honda. Si está muy blanda añada 2 cucharadas más de la harina de yuca mientras incorpora la última taza de los gandules doblando la masa de abajo hacia arriba. Pruebe la sazón y añada más sal de ser necesario. Cubra una plancha para hornear con papel encerado para cocinar o *parchment paper* y engrase levemente. Forme bolas con la masa de gandules usando un cucharón para servir helado.

Ponga las bolas sobre la plancha para hornear ya preparada. Empólvese los dedos con la harina de yuca y presione suavemente las bolas hasta que parezcan hamburguesas. Deje espacio entre cada una. Si no las va a comer inmediatamente póngalas tapadas en la nevera. Puede hacer este proceso horas antes y luego cocinar las hamburguesas.

Precaliente el horno a 375°F grados. Hornee las hamburguesas por 12 a 15 minutos o hasta que doren, voltee y repita. Hornee hasta que estén doradas por ambos lados. Retire del horno y sirva.

Si gusta las puede servir con tortas de casabe o con papas asadas a la francesa. También puede acompañarlas con aguacate.

Sirve 4 a 6 porciones.

Estas hamburguesas son perfectas para llevar a un pasadía, ya sea en la playa o el campo. Son tan sencillas y fáciles de hacer que las preparo para las loncheras de mis hijos o para almorzar en la oficina. Son ricas y fáciles, pero llenas de sabor y energía.

Hamburguesa Roja

Ingredientes:

- 3 tazas de remolacha fresa finamente rallada
- 2 tazas de gandules frescos cocidos y escurridos (cuando no es temporada de gandules se puede sustituir por habichuelas frescas cocidas)
- 1 diente de ajo sin núcleo
- 2 cucharaditas de levadura de cerveza liquida

194

- 1 cucharadita de aminoácidos de coco *Coconut Aminos* (opcional)
- ½ cucharadita de vinagre de cidra de manzana
- ½ cucharadita de mostaza orgánica estilo *Dijon*
- 3 o 4 cucharadas de cebolla finamente picada en cubos pequeños
- ½ taza de harina de yuca o casabe, o de almidón de papas, y 2 cucharadas más si fuera necesario
- ½ cucharadita de sal marina o más a gusto
- ¼ cucharadita de orégano molido
- ¼ cucharadita de cilantro molido
- ¼ cucharadita de comino molido (opcional)
- 1 cucharada de sustituto de huevo vegano *VeganEgg*
- ¼ taza de agua helada
- Papel encerado para hornear *parchment paper* o rociador de aceite de oliva
- Aguacate, zanahoria rallada y más cebolla para servir
- Mayonesa vegana si gusta
- Tortas de casabe (página 106), *Super Pan* o pan libre de trigo y gluten para servir

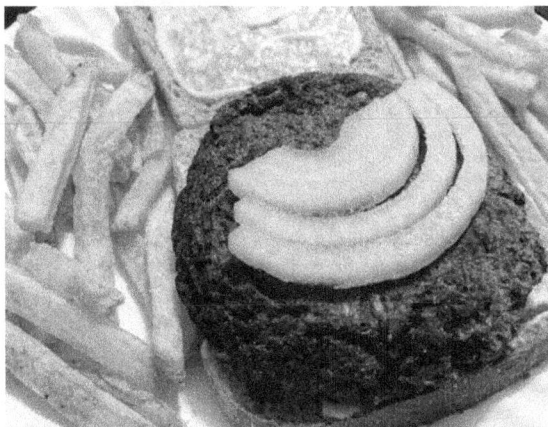

Procedimiento:

Lave y pele como 3 remolachas medianas, si fueran pequeñas puede ser que necesite hasta 4 remolachas y si fueran muy grandes tal vez solo dos. Ralle las remolachas finamente en el procesador de alimentos o rallador manual y mida 3 tazas.

Si le sobra ralladura de remolacha puede usarla para preparar mi ensalada de remolacha y zanahoria (página 93). Pudiera ser hasta un buen complemento para este plato.

Prepare el huevo vegano *VeganEgg* con la cucharada del polvo vegano, ¼ taza de agua helada, una pizca de sal y mezcle bien.

Vierta los gandules en el procesador de alimentos con 1½ tazas de la ralladura de remolacha, el diente de ajo, la levadura de cerveza, los aminoácidos de coco, el vinagre y la mostaza. Pulse hasta tener una textura pastosa uniforme. Añada ½ taza de la remolacha y pulse una o dos veces para así poder controlar un poco la firmeza de la masa. Remueva esta mezcla pastosa y ponga en una escudilla grande honda. Añada la cebolla picada, la harina de yuca o almidón de papas, la sal, las especies y mezcle bien.

Añáda el huevo vegano a la mezcla doblando con una espátula hasta tenerlo totalmente incorporado. Si está muy blanda o pegajosa la mezcla, puede añadir 1 o 2 cucharadas más de la harina de yuca o almidón de papas. Incorpore la última taza de ralladura de remolacha hasta que esté totalmente mezclada. Pruebe la sazón y añada más sal si fuera necesario.

Cubra con papel encerado *"parchment paper"* o engrase levemente una plancha para hornear. Forme bolas con la masa de remolacha usando un cucharón para servir helado.

Ponga las bolas sobre la plancha para hornear preparada. Empolvese los dedos con la harina de yuca o almidón de papa y presione suavemente las bolas hasta formar como hamburguesas. Deje espacio entre cada hamburguesa. Si no las va a comer inmediatamente ponga en la nevera tapadas.

Puede hacer este proceso horas antes y luego cocinar las hamburguesas.

Precaliente el horno a 375°F. Hornee las hamburguesas por 15 a 20 minutos o hasta que doren, voltee y hornee 5 a 6 minutos más o hasta que estén doradas por ambos lados. Retire del horno y sirva. Si gusta las puede servir en tortas de casabe, con *Súper Pan*, o con tiritas de papas asadas al horno (página 159). Puede acompañar también con aguacate, zanahorias ralladas y más cebolla si le gusta.

Esta misma receta le sirve para preparar un albondigón (*"meatloaf"*) de remolacha, si no quiere pasar el trabajo de formar la masa en hamburguesas. Para crear el albondigón, vierta la mezcla en un molde rectangular para hornear pan levemente engrasado.* Hornee tapado con papel encerado *parchment paper* por 20 a 25 minutos. Destape y hornee por 10 minutos más o hasta estar dorado y cocido en el centro. Pruebe con un palillo de bambú hasta que no salga pegajoso. Retire del horno. Deje refrescar 5 o 10 minutos para que esté más firme. Rebane y sirva con sus papas favoritas.

A mí personalmente me gusta el albondigón con papas majadas y crema de setas como salsa. Use su creatividad al servir y cocine siempre con amor para aquellos que ama o que van a compartir la cena. Este es un plato perfecto para compartir con aquellos que no sean veganos y podrá ser el deleite para muchos.

*Los moldes rectangulares de para hornear pan suelen medir 4½" por 8½" o 5" por 9". Trate de usar uno no adherente, libre de aluminio.

Sirve 6 porciones

Esta receta se la quiero dedicar a mis hijos que son amantes de las hamburguesas, sobretodo a mi hija menor quien las describió como la mejor hamburguesa del mundo. Le agradezco a un amigo muy especial el confiarme su mala experiencia con unas hamburguesas veganas comerciales, por ser mi musa en esta creación de raíces.

Hamburguesa Amarilla

Ingredientes:

- 2 tazas de habichuelas blancas frescas cocidas y escurridas
- 1 taza de zanahoria rallada, medida en mitades
- 2 o 3 diente de ajo sin núcleo
- 2 cucharaditas de levadura de cerveza líquida
- ½ cucharadita de aminoácidos de coco (opcional)
- ½ cucharadita de mostaza orgánica *Dijon*
- ½ cebolla finamente picada en cubos pequeños

- ½ taza de harina de yuca o almidón de papas y 2 cucharadas más si fuera necesario
- ½ cucharadita de sal marina o más a gusto
- ¼ cucharadita de orégano molido
- ¼ cucharadita de perejil molido
- ¼ cucharadita de comino molido (opcional)
- 1 cucharada de sustituto de huevo vegano *VeganEgg*
- ¼ taza de agua helada
- Papel encerado para hornear *parchment paper* o rociador de aceite de oliva
- Aguacate, rábanos y más cebolla para servir
- Mayonesa vegana si gusta
- Tortas de casabe (página 106) para servir

Procedimiento:

Prepare el huevo vegano *VeganEgg* con la cucharada del polvo vegano, ¼ taza de agua helada, una pizca de sal y mezcle bien.

Lave y cocine las habichuelas blancas frescas en agua hirviendo por 10 minutos. Luego añada sal marina a gusto (como 1½ cucharadita de sal más o menos). Deje hervir a fuego bajo moderado por 20 o 25 minutos o hasta que estén suaves pero no extremadamente blandas.

Lave y pele como 2 o 3 zanahorias. Ralle finamente en el procesador de alimentos o rallador manual y mida dos medias tazas.

Puede usar la zanahoria rallada que le sobre para preparar una rica ensalada de papa (página 88) o la ensalada de zanahoria y remolacha (página 93).

Vierta en el procesador de alimentos ½ tazas de la ralladura de zanahoria, los dientes de ajo, la levadura de cerveza, los aminoácidos de coco y la mostaza. Pulse hasta tener una textura pastosa uniforme. Añada 1 taza de las habichuelas y pulse una o dos veces para así poder controlar un poco la firmeza de la masa. Remueva esta mezcla pastosa y ponga en una escudilla grande honda.

Añada el resto las habichuelas, la cebolla picada, la harina de yuca o almidón de papas, la sal, las especies y mezcle bien. Añada del huevo vegano a la mezcla doblando con una espátula hasta tenerlo totalmente incorporado.

Si esta muy blanda o pegajosa la mezcla puede añadir 1 o 2 cucharadas más de la harina de yuca o almidón de papas. Incorpore la última ½ taza de ralladura de zanahoria hasta que esté totalmente mezclada. Pruebe la sazón y añada más sal si fuera necesario. Cubra y ponga en la nevera por un mínimo de 1 a 2 horas o hasta media hora antes que quiera comerlas.

Cubra con papel encerado *parchment paper* o engrase levemente una plancha para hornear. Forme bolas con la masa de remolacha usando un cucharón para servir helado. Ponga las bolas sobre la plancha.

Empólvese se los dedos con la harina de yuca o almidón de papa y presione suavemente las bolas hasta formar hamburguesas. Deje espacio entre cada una.

Si no las va a comer inmediatamente ponga en la nevera tapadas. Puede hacer este proceso horas antes.

Precaliente el horno a 375°F. Hornee las hamburguesas por 10 a 15 minutos o hasta que doren, voltee y hornee 5 a 10 minutos más o hasta que estén doradas por ambos lados. Retire del horno y sirva. Si gusta las puede servir en tortas de casabe o con mi ensalada de papa (página 88). Decore y acompañe las hamburguesas con aguacate finamente rebanado, rábanos y cebolla si le gusta.

Esta misma receta le sirve para preparar albóndigas que puede servir como entremeses para compartir. Enfríe la mezcla en la nevera como indicado anteriormente y forme en bolas con las manos como se hacen las albóndigas.

Ponga en una plancha cubierta con papel encerado para hornear *parchment paper* o engrase levemente con rociador de aceite de oliva y hornee por 10 a 15 minutos o hasta estar parejamente doradas y cocidas. Retire del horno. Deje refrescar 5 o 10 minutos para que estén más firmes. Sirva como entremés o como plato principal para acompañar sus papas favoritas.

A mí personalmente me gustan las albóndigas con papas majadas y crema de setas como salsa. Use su creatividad al servir y cocine siempre con amor para aquellos que ama y comparten con usted sus creaciones culinarias. Este es un plato perfecto para compartir con todos, aún con aquellos no veganos.

Sirve 4 a 6 hamburguesas o como 10 a 12 albóndigas

Esta receta se la quiero dedicar a mis hijos quienes son amantes de las hamburguesas y las albóndigas. Les agradezco el querer crear platos divertidos para compartir buscando siempre alternativas más saludables para hacer de cada comida juntos un ratito especial. El compartir estos ratos en la mesa serán los recuerdos de su hogar en el futuro. Una familia que cena unida, crece unida. Estos recuerdos son los que harán a la próxima generación parte de sus vidas. Invite siempre que pueda a sus hijos o nietos o sobrinos a ir al mercado con usted y a cocinar juntos. Si ven lo que hacen como diversión estarán más dispuestos a compartir platos nuevos.

Mi Sabor

En este trayecto he aprendido que no hay un solo camino, sino que se forja el camino andando de poquito en poquito. Así se forma una nueva ruta, y luego podemos llegar a recordarla como nuestra historia. Nos caeremos, pero nos levantaremos. Poder disfrutar el baile de la vida es tan importante como el vaivén de las olas. Entre paso y paso, se puede llegar hasta tan lejos como puedas soñar.

Siempre he sido el sabor de mi hogar, a veces dulce y otras veces picante, buscando hacer una diferencia. He logrado con mi ejemplo llamar la atención y descubrir nuevos sabores. Hoy te invito a que seas tú el sabor nuevo de tu hogar. Recuerda que somos todos energía, y la energía ni se crea ni se destruye. Respetar a todos los que aquí habitan es un llamado muy especial, que nos acerca a descubrir nuestra espiritualidad y cercanía con nuestro Creador. Nos permite reflejar paz, armonía y compartir amor. Esto a su vez nos permitirá tener longevidad, manteniendo la fertilidad esencial para prolongar la vida.

El sabor y la sazón que aquí les presento es uno básico, que les permite experimentar un cambio positivo sin pasar hambre. Es un sabor neutral, que les permite sanar de aquello que les aqueja, pero usen su creatividad y hagan los ajustes que deseen para adaptarlo a su paladar y sueño personal. Las frutas, los vegetales, las papas, los tubérculos y raíces son tan variadas como los colores del arco iris. Respeten con sus creaciones el origen de cada uno de los vegetales y frutas.

Aquello que crece como raíz puede dar mayor fruto y vida. Lo que crece sobre nuestra tierra son frutos y estos son complementos, pero hay que consumirlos sin alterar un balance.

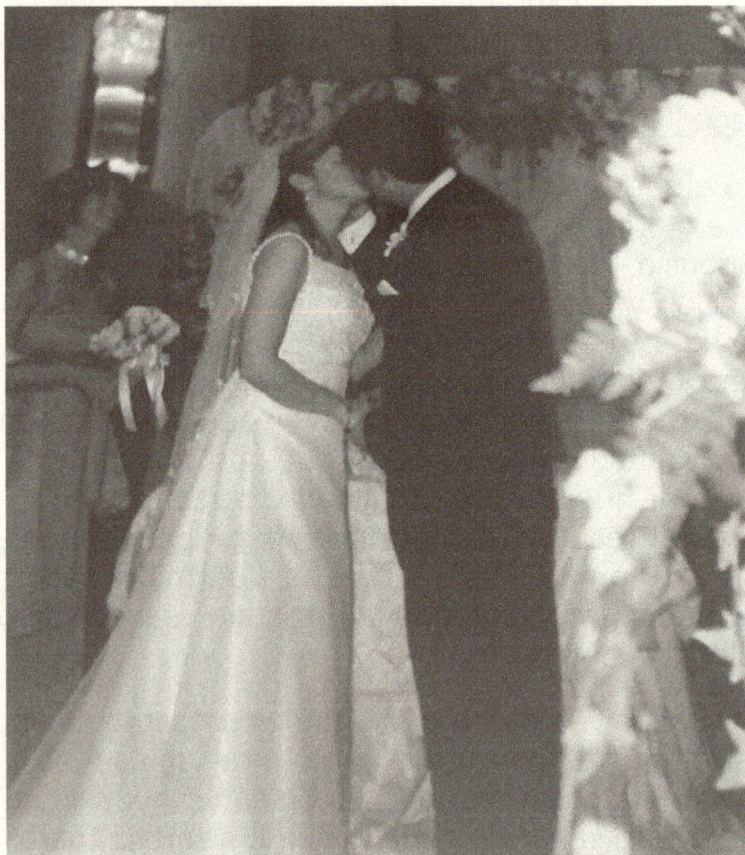

Postres

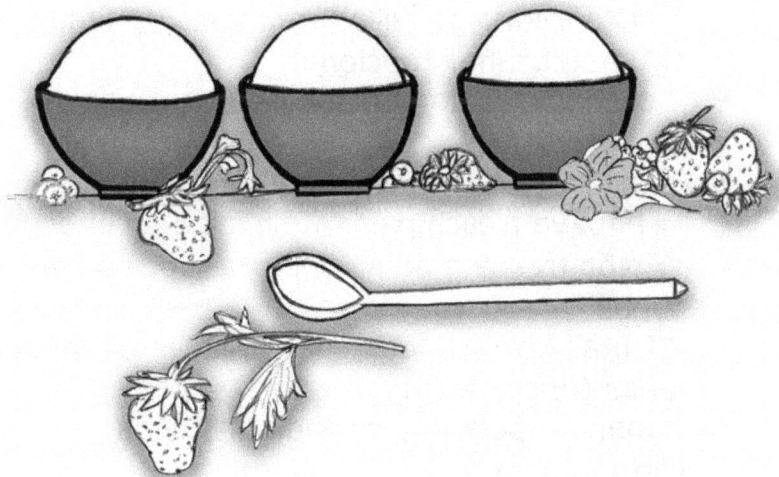

El postre es el último de los platos que compartimos en la comida y el propósito del mismo es dejar en nuestros invitados un rico final con dulce sabor. No hay cosa más rica que las frutas maduras y la dulzura original de la naturaleza. Si va a crear o a servir postres, siempre sírvalos en porciones pequeñas. Esto ayuda a mantener un buen balance y moderación. Siempre el final debe ser rico en sabor y color, pero dejar el deseo de querer más es una delicia y ayuda a siempre recordar un final feliz. Así como lo es el beso de despedida, luego de un gran compartir.

Ambrosía Tropical

Ingredientes

- 13 onzas de leche de coco orgánica sin azúcar (1 lata refrigerada)
- ¾ taza de azúcar polvorizada
- 1 cucharadita de ralladura fresca de limón o agua de azahar (opcional)
- 2 cucharadas de almidón de arrurruz o *arrowroot*
- 3 cucharaditas de extracto de vainilla
- ½ papaya fresca pelada y picada en cubos
- ½ piña fresca madura, pelada y picada en cubos
- 2 frutas kiwi peladas y lasqueadas en medias lunas (opcionales)
- 1 mangó, pelado y cortado en cubos (opcionales)
- ½ taza de mini malvaviscos veganos (opcionales)
- 2 o 3 cucharadas de coco fresco rallado

Procedimiento:

Uno o dos día antes ponga la leche de coco a enfriar en la nevera

Enfríe la escudilla de su batidora y batidores en el congelador por 2 o 3 horas. Una vez estén totalmente fríos añada la leche de coco, azúcar, ralladura de limón o agua de azahar si usas, almidón de arrurruz y vainilla. Bata hasta que los ingredientes estén totalmente combinados y tenga una rica crema.

Cubra bien y enfríe en refrigerador por lo menos 6 a 12 horas antes servir.

Limpie, pele y corte todas las frutas. Guarde en la nevera o refrigerador en embalses tapados hasta justo antes servir. Puede mezclarlos todos si desea, pero recuerde que a todo el mundo no le gustan las mismas frutas. Remueva la crema de coco batida del refrigerador y bata nuevamente con su batidora eléctrica como por 2 a 4 minutos. Debe aparentar tener la consistencia de yogur griego.

Sirva en copas individuales o en un tazón la mezcla de frutas por cucharadas alternando con la crema, repita como dos o tres veces según el tamaño de sus copas o tazón. En la última capa ponga una cucharadita de más crema, mini malvaviscos y coco rallado si gusta.

Nota: La ensalada de frutas debe guardarse tapada y ser refrigerada hasta servir. La crema de coco debe ser guardada tapada y refrigerada por separado.

Sirve 4 a 6 porciones de postre.

Si va a servir esta receta al aire libre o un día de mucho calor, omita la crema de coco y sustituya por 2 o 3 tarros de yogur de coco comercial. A mí me encanta hacer esto en los días de verano cuando hay muchas frutas ricas de temporada.

El término ambrosía se refiere a la comida o la bebida de los dioses de la mitología griega en la antigüedad. Luego se usa el término para referirse a una ensalada de frutas popular de los años 1970's. Se puso muy de moda en el sur de los Estados Unidos.

Yo recuerdo comerla en reuniones familiares en los 1980 ya que era uno de los platos que hacía mi abuela. Este postre es una delicia muy colorida, y despierta gratos recuerdos en lo más profundo de mi corazón. Aún escucho el susurro de su voz, cuando me decía por teléfono: "Te envío la receta por correo." Me llegaba una linda carta escrita a maquinilla, con la receta y una dulce notita escrita a mano que decía, "¡Que te quede rico! Con el cariño de siempre..." y su firma. ¡Gracias, Mamá!

Manzanas Asadas

Ingredientes:

- 4 Manzanas rojas o romanas, orgánicas
- ½ cucharadita de jarabe de arce o *maple syrup* puro, o más a gusto
- ¼ cucharadita de canela rallada
- 2 cucharadas de compota de manzana sin azúcar
- 2 cucharadas de agua
- pizca de sal
- ½ cucharadita de extracto de vainilla

Procedimiento:

Lave, pele y deshuese las manzanas sin cortarlas. (Deshuesar, cuando hablamos de frutas y vegetales, se refiere a remover el centro de las semillas). Combine y mezcle bien 2 cucharadas de azúcar y la canela. Con una cuchara polvoree la mezcla sobre las manzanas asegurándose de cubrir bien los centros.

A fuego moderado caliente una cacerola pequeña. Vierta en ella la compota de manzana, 1 cucharada de azúcar y el agua. Caliente hasta que se derrita el azúcar y se forme un jarabe ligero. Retire del fuego y añada la vainilla.

Caliente un sartén grande con tapa a fuego moderado. Coloque las manzanas con la parte más ancha hacia abajo. Vierta el jarabe de azúcar sobre las manzanas. Tape y cocine a fuego bajo por 20 a 30 minutos hasta que las manzanas estén tiernas.

Deje refrescar 15 por 20 minutos antes de servir.

Puede servir o acompañar caliente con una bolita pequeña de helado de coco si no tiene problemas con su peso. También se pueden comer frías con crema de coco batida. Debe guardarlas tapadas en la nevera por no más de 2 días.

Sirve 4 porciones de 1 manzana por persona.

No hay nada más rico que el dulce de una fruta, y cuando asamos las frutas enfatizamos su dulzura por medio de la caramelización de sus azúcares naturales. Este fue uno de los primeros postres que aprendí a hacer.

Natilla De Piña

Ingredientes:

- 2 taza de jugo de piña
- ¼ taza de azúcar morena turbinada
- ¼ taza de almidón de papas, o arrurruz o *arrowroot*

- 1 cucharadita de extracto de almendra o vainilla
- 2 a 4 cucharadas de jarabe de arce o *maple syrup* a gusto (opcional)
- ¼ taza de coco rallado tostado para decorar (opcional)
- Ruedas de piña para decorar (opcional)

Procedimiento:

Mezcle en frío el jugo de piña, el almidón de papas y el azúcar. Si desea, puede utilizar una batidora de mano o licuadora para evitar los grumos.

Caliente una cacerola a fuego moderado y vierta la mezcla. Mueva constantemente para que no se pegue. Deje hervir hasta que se forme una crema espesa. Una vez espese retire del fuego, añada el extracto de almendra y mezcle bien.

Sirva en copas individuales o platos hondos pequeñitos. Deje refrescar a temperatura ambiente. Una vez fresca la natilla, enfríe en la nevera por 2 o 3 horas.

Una vez listo para servir vierta el jarabe de arce o *maple syrup* a gusto y decore con el coco y/o la piña.

Sirve 4 porciones.

Este sabroso postre es tan colorido y tropical como la piña misma. Es fácil, sencillo pero muy refrescante. Esta rica natilla la aprendí a hacer recién casada gracias a mi cuñada, y es tan dulce como ella.

Paletas De Papaya

Ingredientes:

- 1 tarrito de yogur de coco
- 3 tazas de papaya fresca picada
- 8 vasitos de papel o cubeta para paletas
- 6 o 8 palitos de madera para paletas

Procedimiento:

Combine todos los ingredientes en una licuadora y licue o pulse hasta tener una mezcla cremosa de papaya. Vierta en vasos individuales o moldes de paletas y congele por una hora. Una vez estén un poquito cuajados ponga los palitos de madera en el centro, tape y congele por 3 a 4 horas o hasta que estén totalmente cuajados o duros.

Rocíe agua caliente por afuera de los moldes o vasos si no despegan fácilmente. Sirva inmediatamente.

Sirve 6 a 8 porciones.

Esta es una rica merienda a cualquier hora del día. Son paletas ricas y versátiles, ya que las puede hacer con papaya o cualquier otra fruta de temporada que sea de su agrado. Es uno de los postres o meriendas favoritas de mis hijos, especialmente en una tarde calurosa.

Flan Mágico

Ingredientes:

- 2/3 taza de leche de cáñamo
- 3 cucharadas azúcar turbinada
- 2 cucharaditas de extracto de vainilla
- ⅛ cucharadita de sal
- 2½ tazas de leche de coco
- 2 cucharadas de Agar Agar en polvo

Para el caramelo:

- 2 cucharadas de agua
- 1 taza de azúcar turbinada o fructosa

Para servir:

- Frutas y hojas de menta para decorar
- 6 recipientes o ramequinos individuales, o un molde redondo grande de cristal

Procedimiento:

Mida la leche de coco y añada el agar para que remoje mientras seguimos con los demás pasos.

Prepare el caramelo poniendo a hervir el agua. Una vez hierva, añada el azúcar y cocine en una cacerola a fuego moderado hasta que cristalice haciendo hilos largos. Coloque 1 cucharada más o menos en el fondo de cada uno de los 6 moldes individuales o en uno grande redondo si desea un flan grande. Enfríe hasta que endurezca.

Mezcle la leche de cáñamo con el azúcar, vainilla y sal. Deje reposar.

En la misma cacerola que hizo el caramelo, añada la leche de coco y el agar ya remojado. Cocine a fuego moderado alto. Revuelva constantemente con un batidor de mano hasta que hierva.

Reduzca el fuego y deje reposar a fuego bajo por 5 minutos revolviendo constantemente. Añada los ingredientes previamente mezclados e incorpore bien hasta que tenga una mezcla suave y cremosa. Retire del fuego y deje refrescar hasta que bajen las burbujas. Una vez baje la temperatura vierta sobre los moldes caramelizados o el molde grande redondo. Si fuera necesario elimine el exceso de espuma.

Cubra con papel encerado o plástico y deje enfriar en la nevera por 6 horas, o mejor aún, desde la noche antes. Para voltear el molde, sumerja el fondo del molde brevemente en agua caliente. Remueva la cobertura de papel o plástico y voltee en un platón. Decore con frutas y hojas de menta.

Sirve de 6 a 8 raciones.

El flan es el postre que mi mamá hacía para cualquier invitación a compartir. Esta es mi versión creativa de este postre tan tradicional en nuestra cultura, siendo tan fácil y mágico como su nombre.

Tembleque De Coco

Ingredientes:

- 2 tazas de leche de leche de coco, preferiblemente fresca
- 4 cucharadas de almidón arrurruz o *arrowroot*
- 4 cucharadas de azúcar turbinada
- 1 palito o raja de 2 pulgadas de canela
- 1 cucharadita de extracto de vainilla
- 1½ cucharadita de agua de azahar
- 1 pizca de sal marina
- Canela natural en polvo a gusto (opcional)

Procedimiento:

Vierta en una cacerola mediana el almidón de arrurruz y la pizca de sal. Añada el azúcar y mezcle bien. En frío, vierta la leche de coco poco a poco mientras revuelve constantemente hasta que esté todo bien disuelto.

Ponga a cocinar a fuego moderado y añada el palito o "raja" de canela. Mueva constantemente hasta empiece a burbujear y que espese o tenga la consistencia deseada. Retire de fuego. Añada la vainilla, agua de azahar y mezcle bien una vez más.

Vierta en un molde y deje refrescar a temperatura ambiente. Deje enfriar en la nevera por lo menos 4 horas. Puede servirlo en 4 a 6 escudillas de postre individuales y no requiere desmontar.

Desmonte del molde, polvoree con canela en polvo si desea y sirva inmediatamente.

Sirve de 4 a 6 porciones de postre.

Este tembleque ha sido mi postre navideño favorito desde mi infancia. Lo hacían mis abuelas, tías, mi mamá y ahora yo. Espero que muy pronto mi hija lo aprenda a hacer y se continúe la tradición de generación en generación.

Galletas De Zanahoria

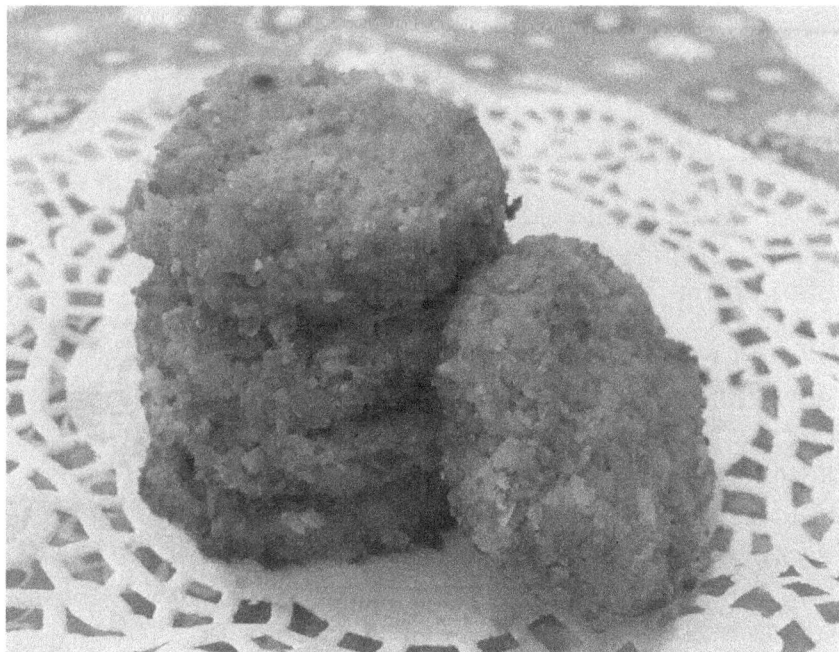

Ingredientes:

- 2 tazas de harina de coco
- ½ taza de coco fresco rallado sin azúcar
- 1 taza de zanahorias ralladas
- 1 cucharadita de canela molida

- ½ cucharadita de polvo de hornear libre de aluminio
- ¼ cucharadita de sal marina
- ½ cucharadita de extracto de vainilla
- ¼ taza de jarabe de arce o *maple syrup*
- 3 cucharadas de aceite de coco a temperatura ambiente (casi líquido)
- Rociador de aceite de oliva o de coco orgánico

Procedimiento:

Precaliente el horno a 350°F grados y prepare una plancha o lámina para hornear forrada con papel encerado *parchment paper* y levemente engrasada con rociador de aceite de oliva o de coco.

En la escudilla de su batidora vierta el jarabe de arce o *maple syrup* y el extracto de vainilla y mezcle bien con la batidora eléctrica.

En una escudilla aparte combine el polvo de hornear, canela y sal. Una vez combinados añada poco a poco, en intérvalos de ½ taza a la vez, los líquidos en su batidora, batiendo poco a poco en velocidad baja. Repita hasta incorporar toda la harina de coco. Añada el aceite coco una cucharada a la vez, mezclando constante y lentamente hasta que todos estos ingredientes estén bien incorporados.

Doblando la masa con una espátula de goma, incorpore las ralladuras de zanahoria y coco. Repita hasta tener una masa pareja.

Usando un cucharón de servir helado pequeño o mediano, forme la masa en bolas y sirva sobre la plancha de hornear ya preparada. Presione las bolas con la yema de los dedos para aplanarlas levemente y formar las galletas.

Hornee por 9 a 10 minutos o hasta que estén doradas. Retire del horno y deje enfriar unos minutos sobre la plancha. Con una espátula despegue y enfríe sobre una parrilla por 5 a 10 minutos.

Guarde las galletas que no utilice en este mismo día en un recipiente totalmente tapado en la nevera.

Disfrute como postre con un rico té o café. Estas galletas son perfectas para un desayuno rápido y ligero. Son sabrosas y muy saludables. Me gusta duplicar la receta y congelar las que sobran para siempre tener algunas a la mano. ¡Pero casi nunca sobran!

Polvorones De Coco

Ingredientes:

- ¾ taza de harina de coco
- 2 cucharadas de harina de almidón arrurruz o *arrowroot* o almidón de papa
- ¼ cucharadita de sal
- 1½ cucharaditas de jengibre fresco rallado finamente o molido
- ½ taza de aceite de coco o ½ taza de mantequilla de coco
- ¼ taza de jarabe de arce o *maple syrup*
- 1 cucharada de sustituto de huevo vegano *VeganEgg*
- ¼ taza de agua helada
- 1½ cucharaditas de extracto de vainilla

- ½ cucharadita de extracto de almendra (opcional)
- Papel encerado para hornear *parchment paper*

Procedimiento:

Prepare el huevo vegano *VeganEgg* con la cucharada del polvo vegano, ¼ taza de agua helada, una pizca de sal y mezcle bien.

Pre-caliente el horno a 350°F grados y forre un molde o plancha para hornear con papel encerado *parchment paper*.

En una escudilla combine la harina de coco, el almidón de arrurruz, sal y el jengibre. Añada el jarabe de arce o *maple syrup*, el aceite de coco o mantequilla de coco a temperatura ambiente, el huevo vegano ya preparado, el extracto de vainilla y extracto de almendra. El extracto le da un sabor más tradicional, pero tenga en cuenta que hay personas alérgicas al mismo y puede ser contraindicado para ellas. Puede omitir el extracto de almendra y los polvorones serán igualmente deliciosos. Mezcle bien con una espátula de goma hasta que todos los ingredientes estén bien incorporados. Es una masa algo suelta.

Forme bolas con la masa con la ayuda de un cucharón de servir helado pequeño y coloque de una en una sobre la plancha o molde forrado. Deje espacio entre cada uno de los polvorones. Le deben salir de 12 a 14 polvorones. Cubra y ponga en la nevera unos minutos en lo que su horno llega a la temperatura exacta de 350°F grados.

Hornee por 8 a 10 minutos o hasta que estén levemente dorados. No sobrecocine y vigile que no se le quemen los polvorones, especialmente en los últimos minutos de horneado.

Retire del horno y deje refrescar en el molde por 20 a 30 minutos antes de servir. Deben estar a temperatura ambiente antes de servir. Ponga en un lindo platón o bandeja y disfrute. Estos polvorones son realmente galletas que se deshacen en sus manos y en su boca, siendo una dulzura sabrosa. Guarde tapados en la nevera si no los consume todos en el momento.

Estos polvorones son unas ricas galletitas para regalar o compartir en la época navideña. Empaque en una linda cajita y sorprenda a alguien especial a quien le fascine el coco.

Tenga en cuenta que si los va hacer para regalar no use el extracto de almendra, pues no sabe si alguien se pueda afectar por el mismo.

Sirve de 18 a 20 polvorones

Los polvorones son unas galletas tropicales que nunca faltan en cumpleaños y fiestas, seguidos por los "*brownies*". Estos postres los aprendí a hacer con mi abuela, que era una gran repostera y bella anfitriona, al igual que mi mami querida.

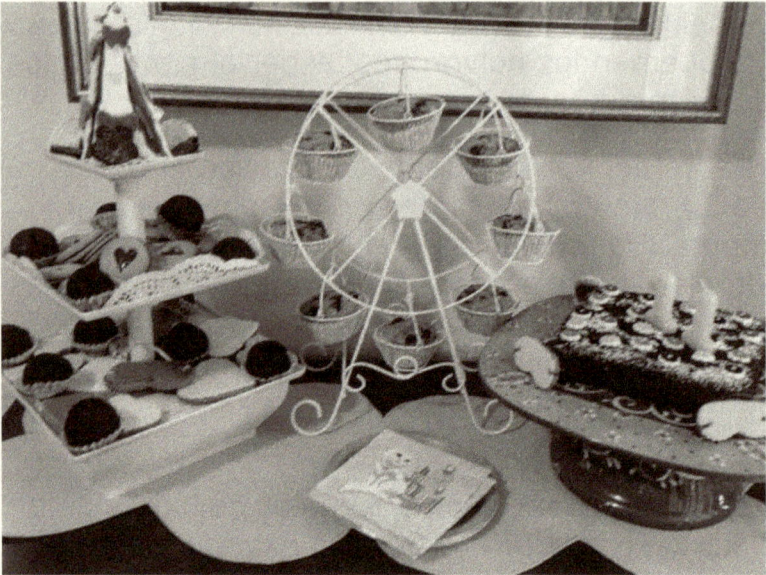

Delicias De Cacao O "*Brownies*"

Ingredientes:

- 1 taza de harina de yuca o casabe (*Otto's*)
- 1¼ taza azúcar turbinada
- ¼ cucharadita de sal
- ½ cucharadita de bicarbonato de soda
- 2 cucharadas de almidón arrurruz o *arrowroot,* o almidón de papa
- ¾ taza de cacao puro en polvo sin azúcar
- 1 taza de mantequilla de coco o ¾ de aceite de coco, más ¼ taza de margarina vegana libre de soya
- 4 cucharadas de sustituto de huevo vegano *VeganEgg*
- 1 taza de agua helada
- 2 cucharaditas de extracto de vainilla

- Papel encerado para hornear *parchment paper*
- Molde cuadrado 8" por 8", preferible de cristal
- Azúcar polvorizada vegana (opcional)

Procedimiento:

Prepare el huevo vegano *VeganEgg* con las cuatro cucharadas del polvo vegano, 1 taza de agua helada, una pizca de sal y mezcle bien. Precaliente el horno a 325°F y forre un molde cuadrado 8" por 8" con papel encerado.

En una escudilla combine la harina de yuca, el azúcar, la sal, el bicarbonato, el almidón de arrurruz y el cacao. Mezcle bien con una cuchara hasta tener una harina de color marrón claro pareja. Añada el aceite de coco, los huevos veganos preparados y el extracto de vainilla. Bata con la batidora eléctrica a velocidad baja hasta que tenga una masa pareja y espesa.

Si usa papel encerado para hornear no tendrá que engrasar el molde, controlando así las grasas añadidas. Pero si no tuviera este disponible, engrase ligeramente el molde antes de vertir la mezcla de forma pareja. Asegúrese de emparejar bien la masa del centro hacia a las esquinas con una espátula de goma para que así se cocine de forma plana. Hornee por 25 a 30 minutos. No sobrecocine, pues a nadie le gustan los "*brownies*" secos o sobrecocidos. Deben tener una consistencia húmeda y pegajosa ya que estas delicias de cacao son un punto medio entre una galleta o barra y un bizcocho de chocolate. Retire del horno y deje refrescar en el molde por 3 a 4 horas antes de servir.

Una vez estén a temperatura ambiente, desmolde si desea y corte en cuadrados de 2 pulgadas si los va a servir como merienda, o en cuadrados de 3 pulgadas si desea un postre más sustancioso. Ponga en un lindo platón o bandeja y polvoree con azúcar polvorizada si desea.

Este es un postre perfecto para una ocasión especial como lo son los cumpleaños, un compartir escolar, un "picnic" o una cena romántica entre parejas. Estas delicias de cacao son perfectas para los amantes del chocolate sin los peligros de las alergias que contienen los postres comunes. Nadie se dará cuenta de que es un postre "saludable", pero la moderación es la clave para mantenerse en buen peso.

Sirve 16 porciones de 2 pulgadas o 9 como de 3 pulgadas.

Esta es mi versión saludable de las barritas "de cajita" que tanto hacía durante mi adolescencia. Estas oportunidades de compartir, y los anhelos de mi abuela de pasarme sus recetas y enseñarme sus tradiciones, es lo que más me ha inspirado a compartir con ustedes todo lo que aprendí de las más bellas y amadas maestras en mi vida.

Bizcocho De Piña Colada

Ingredientes:

- 1 taza de mantequilla de coco o ¾ taza de aceite más ¼ taza de margarina vegana
- ¼ taza de azúcar turbina
- 1 cucharadita de extracto de vainilla

- 1 taza + 1 cucharada de harina de todo uso libre de trigo y cereales *XO Baking Co.*
- 1 taza de harina de coco
- 1 cucharada de almidón de arrurruz o *arrowroot*, o almidón de papas
- 1 cucharadita de bicarbonato de soda
- 1 cucharadita de polvo de hornear sin aluminio
- 2 cucharaditas de jengibre fresco finamente rallado o molido
- 4 cucharadas de sustituto de huevo vegano *VeganEgg*
- 1 taza de leche de coco helada
- 1½ taza de piña molida y más en ruedas para decorar (yo trituré 2 tazas de piña fresca en trocitos con 1 o 2 cucharadas de agua, en la licuadora, y luego la medí. Pero he usado piña enlatada bien escurrida cuando no es temporada de piña y funciona muy bien también)
- Coco rallado sin azúcar
- Rociador de aceite de coco
- Sombrillas tropicales de papel

Procedimiento:

Pre-caliente el horno a 350°F grados y engrase levemente con aceite de coco un molde de pan rectangular 8" por 5" o un molde redondo tubular. Polvoree el fondo del molde con un poquito de azúcar turbinada y con el coco rallado de forma pareja.

Corte la piña en finas ruedas, remueva el corazón y luego corte a la mitad para crear medias lunas. Decore el fondo del molde con 4 o 5 medias lunas a gusto.

Mezcle todos los ingredientes secos tales como las harinas, bicarbonato, polvo de hornear y almidón, hasta que estén bien combinados.

Prepare el huevo vegano *VeganEgg* con las cuatro cucharadas del polvo vegano, 1 taza de leche de coco helada y mezcle bien.

Bata la mantequilla de coco o el aceite de coco con la margarina vegana, el azúcar y la vainilla, por 1 minuto, con la batidora eléctrica. Añada las harinas y bata a velocidad baja hasta que estén totalmente incorporados líquidos y sólidos. Añada el jengibre y vuelva a mezclar bien. Añada el huevo vegano a la mezcla batiendo a velocidad baja.

Doblando con una espátula de goma incorpore la piña molida y mezcle bien con los demás ingredientes. Bata con la batidora eléctrica por 1 minuto. Vierta la mezcla de forma pareja al molde. Hornee por 25 a 30 minutos o hasta que dore y se despegue de los lados del molde. Tenga en mente que este bizcocho es algo denso y húmedo, pero no lo sobrecocine.

Remueva del horno, deje enfriar 10 a 15 minutos. Voltee el bizcocho del molde y deje enfriar completamente antes de servir.

Acompañe con medias ruedas de piña fresca, más coco rallado si gusta o para un toque tropical puede decorar con sombrillas de papel como las que se usan en los cocteles.

Sirve 6 a 8 porciones de postre.

Este bizcocho tiene un sabor riquísimo tropical, así como las ricas piñas coladas de esta bella isla.

Puede ser un hermoso regalo para un cumpleaños de verano o para alguien que extrañe las ricas brisas de nuestras costas o cuando te invitan a compartir una comida con otros en un día de lluvia. Es un postre bajo en azúcar y grasas saturadas, pero nadie se dará cuenta por su rico sabor. Este bizcocho puede engañar a cualquiera sin salirse de su dieta. Las sombrillitas le darán un toque bien tropical típico de los 70's. Esto era algo bien típico en mi infancia, su recuerdo provoca en mí una linda sonrisa, y deseo compartirlo con ustedes para que puedan regalar nuevas sonrisas. Lo más hermoso de compartir un postre es el poder hacer sentir bien a otra persona y sonreír juntos.

Helado De Coco Con Dulce De Piña

Helado de Coco

Ingredientes:

- 2 latas de 13.5 onzas de leche de coco orgánica (o 3½ tazas leche de coco fresca)
- 1 taza de azúcar turbinada
- 3 cucharadas de leche de papa en polvo
- 2 cucharadas de extracto de vainilla
- 1 cucharadita de agua de azahar

Procedimiento:

Saque la tela del coco cortándolo a la mitad y raspando la tela con una cuchara. Va a necesitar como 4 o 5 cocos tiernos frescos.

225

Ponga la tela en la licuadora y añada suficiente agua de coco (como 3 tazas de agua de coco) hasta cubrir toda la tela de coco. Licue o pulse hasta tener una leche espesa y cremosa. Si tiene prisa o no tiene acceso a cocos frescos puede omitir este paso y usar 2 latas de leche de coco orgánica. A mí me gusta la tailandesa orgánica, pues es la mejor que encuentro en el mercado.

Mida la leche para obtener 3¼ tazas de leche de coco o la leche de 2 latas de leche de coco orgánicas. Vierta la leche de coco en su batidora y añada todos los demás ingredientes. Licue o pulse hasta tener una mezcla pareja.

Ponga la mezcla de leche de coco en la nevera y enfríe por 4 horas o de un día para el otro si no tiene prisa. Ponga a congelar la parte interior de su máquina de helado en el congelador.

Una vez congelado el interior de su máquina de helado, añada la mezcla y siga las instrucciones de su manufacturero. Debe batir hasta cremoso como por 35 a 40 minutos. No podrá resistir y probar por cucharadas la mezcla mientras se forma el helado.

Esta será la base de cualquier helado cremoso vegano al cual se le puede añadir variantes como gotitas de chocolate o salsas de fruta.

Use su creatividad y añádalos en los últimos diez minutos del proceso, o acompañe como decoraciones sobre su helado.

Dulce de Piña

Ingredientes:

- *1 piña fresca madura (4 tazas de piña fresca)*
- *¾ taza de azúcar turbinada, o menos si está muy dulce la piña*
- *¼ cucharadita de canela molida*
- *1 pizca de sal marina*
- *Nuez moscada fresca rallada a gusto (opcional)*

Procedimiento:

Corte la piña a la mitad de forma vertical y remueva la pulpa del interior, cortando en cuadros y sacándola con una cuchara. Reserve la corteza de la piña para servir el dulce.

En un sartén caliente a fuego moderado bajo, añada el azúcar y deje caramelizar. Una vez tenga apariencia de caramelo añada la pulpa de piña poco a poco. Recuerde que el líquido de la fruta va hacer burbujear el azúcar así que tenga cuidado que no se queme. Cocine moviendo por 3 minutos. Añada la canela, sal y nuez moscada. Mezcle y cocine por 2 minutos más. Retire del fuego y deje refrescar.

Sirva el dulce de piña en la corteza reservada. Decore su plato con coco fresco rallado y sirva o acompañe con su helado de coco o sobre su fruta fresca favorita, como papaya.

Este es un postre perfecto para compartir con sus amigos y familia en una tarde de verano. Si le sobra del dulce guarde tapado en la nevera por no más de 3 días.

Sirve 6 a 8 porciones.

De todas las recetas que he grabado y servido en el canal, este helado es siempre el favorito de muchos. Es un poquito trabajoso, pero se le hará la boca agua de tan solo verlo. Este helado es mejor que el que venden los carritos en las calles. El dulce de piña es la salsa perfecta para acompañar al helado de coco, pero se puede comer solo. Provoca los sueños de cualquier fantasía tropical.

Tarta De Manzana ("Apple Cobbler")

Ingredientes:

Manzanas:

*   3 tazas de manzanas frescas peladas, sin semillas y cortadas en medias lunas (yo uso como 6 a 7 manzanas frescas y las mido ya cortadas)
*   ⅓ de taza de azúcar turbinada
*   1 cucharadita de canela molida
*   ½ cucharadita de extracto de vainilla

Masa para la tarta:

*   1½ taza de harina para hornear libre de trigo
*   1½ cucharadita de polvo de hornear libre de aluminio
*   1 pizca de sal marina
*   2 cucharadas de azúcar turbina
*   ¼ cucharadita de nuez moscada fresca molida
*   ½ cucharadita de jengibre fresco rallado

228

- ¼ de taza margarina vegana o aceite de coco
- ½ taza de leche de coco o cáñamo y más para pintar la masa antes de hornear

Procedimiento:

Para el relleno de manzana mezcle en una escudilla mediana el azúcar turbinada con la canela y vainilla. Añada las manzanas, combine bien con una cuchara hasta que todas las manzanas estén bien cubiertas con la mezcla azucarada. Esto hará que la fruta libere sus jugos naturales. Deje reposar mientras prepara la masa para la tarta.

Para la masa, mezcle en una escudilla mediana la harina libre de trigo, el azúcar turbinada, el polvo de hornear y la sal. Combine en otro recipiente la margarina vegana o el aceite de coco con la leche de coco o cáñamo y bata con un batidor de mano hasta que estén bien incorporados.

Usando una cuchara mezcle los ingredientes húmedos con los ingredientes secos hasta tener una masa pegajosa. No sobre mezcle para evitar endurecer la masa.

Precaliente el horno a 375°F grados.

Esta tarta se puede hacer de 2 maneras: una grande, utilizando un molde para hornear tartas de como de nueve pulgadas de diámetro, o en seis moldes individuales.

A mí me gusta más hacerlos individualmente pues se ven más lindos al servir, pero de las dos formas es igual de rico.

Vierta la mezcla de manzana con un cucharón en el molde de su elección. Cubra las manzanas con la masa sirviendo la misma por cucharadas. Moje una brocha para pastelería en la leche vegana de su selección y pinte la masa con la misma. Si gusta y no tiene problemas con añadir más dulce, puede espolvorear un poco más de azúcar. Esto le dará un lindo brillo al hornear.

Ponga en el horno y hornee por 25 a 30 minutos o hasta que esté cocida y dorada. Luego de los primeros 20 minutos rote de una dirección a otra, para que así se cocine de forma pareja. Vigile que no se queme.

Sirve 6 porciones.

A mi hija le encanta hornear conmigo y esta es una de sus recetas favoritas, ya que casi la puede hacer ella sola. En casa no somos muy dulceros, pero nos encantan las frutas y los helados. Esta tarta se puede acompañar con mi rico helado de coco o su helado vegano favorito, si no tiene problema con el peso o problemas de azúcar.

Mi Legado

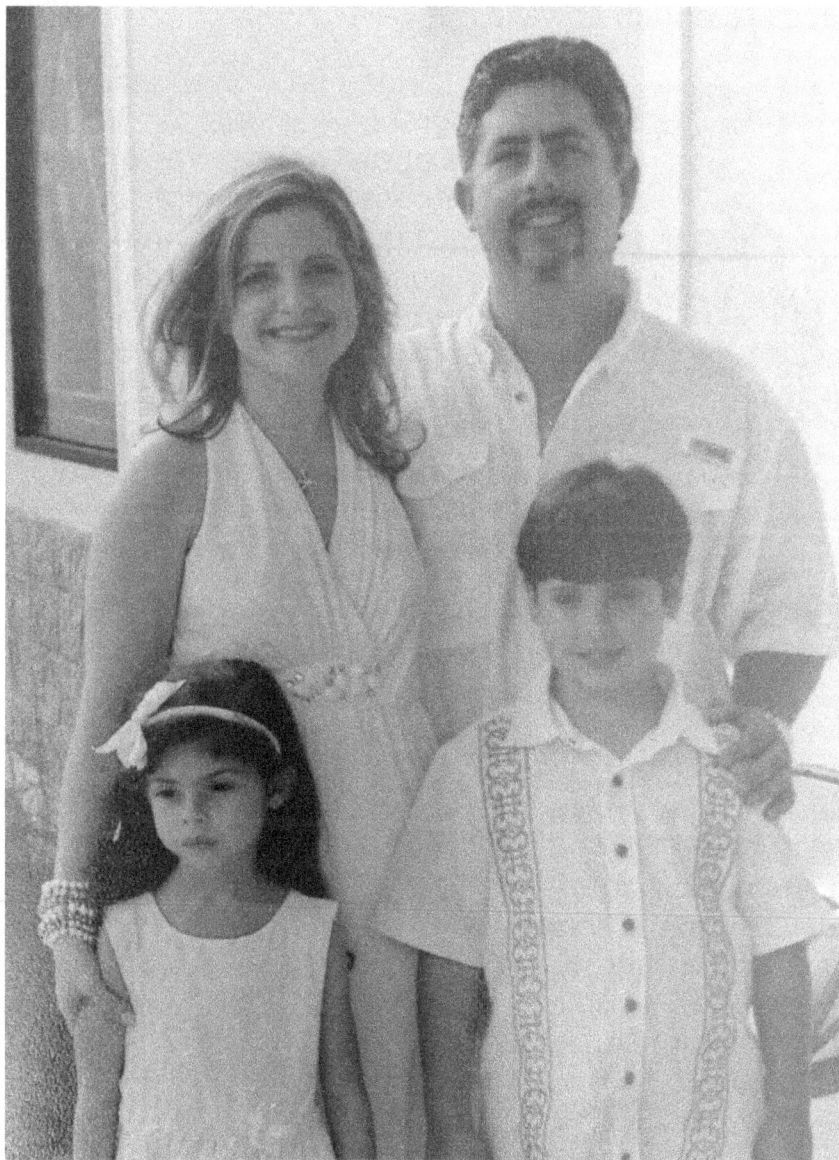

Como mi legado, les dejo una herramienta valiosa para continuar con las enseñanzas de sus padres. A mi hija mayor le agradezco el aprender a quererme, y mi mejor consejo es que nunca olvides tus raíces, pues tu origen es valioso.

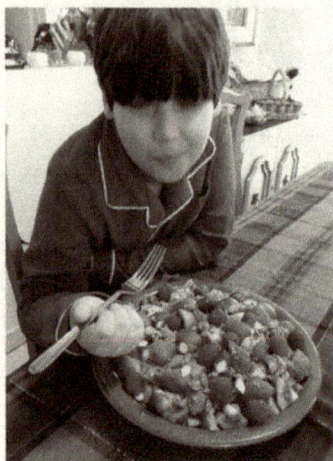

Hijo mío, con tu ejemplo lograrás más que con las palabras y obtendrás grandes triunfos, pero tendrás que luchar. A mi hijita, en ti reconozco el reflejo de mi creatividad con toda la sabiduría de tu padre: lucha por ser luz para otros. A todos les recomiendo usar su arte para llevar su mensaje. No dejen que nadie opaque su luz verdadera.

Luchen juntos por seguir por el camino de la luz y la verdad verdadera. Cuando ya no me puedan ver, busquen su sombra y verán mi reflejo a su lado, aunque la distancia nos haya separado. Sigan caminando hacia delante con la frente siempre en alto. Que el perdón y el amor sean siempre sus escudos.

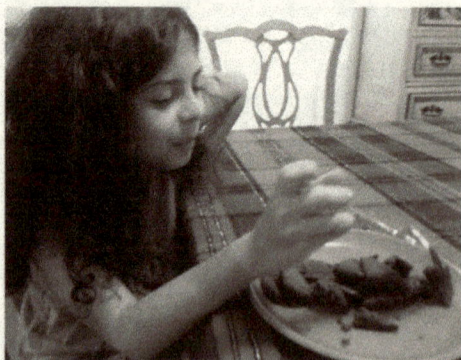

232

A mis nietos les digo que los amo, aún sin conocerlos, pero espero conocerlos y descubrir nuevos sabores caminando de su mano. Sueño con el olor de sus cabecitas bañadas en agua de violetas, el poderles hacer cosquillas en sus piecesitos y oler su aliento lleno de leche materna. Cuando no pueda caminar a su lado, recordaré sus voces y risas llenando mi mente de nuevas alegrías. Seré tan viejita, pero estaré llena de dulces sabores, y de disfrutar el camino con amor sobre esta tierra. Estaré orgullosa de todos ustedes, y seguiré soñando a su lado desde las estrellas.

Gracias a Mi Creador por regalarme un corazón sensible y protegerme en mi camino.

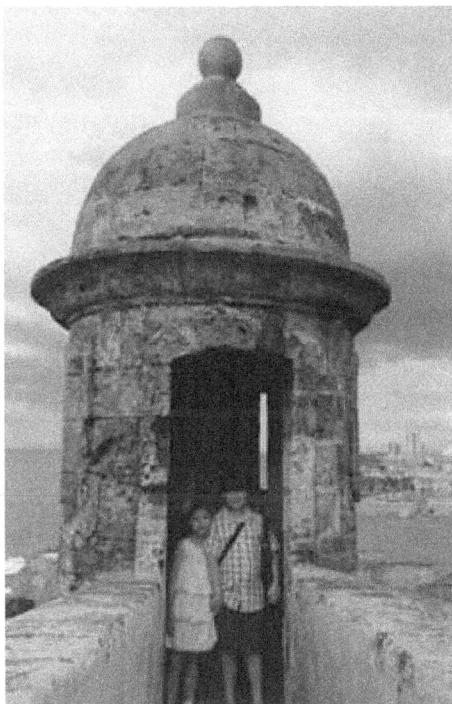

Plan De Acción Para Los Primeros Diez Días

El ser vegano no es una dieta, es un estilo de vida, y las razones para serlo son variadas. Las mías son compasión por nuestro planeta, amor por los animales y salud.

Te invito a intentarlo por diez días, y aquí te doy una guía para facilitar este proceso, siguiendo ejemplos de mis recetas más fáciles de seguir.

Desayunos	
Pancakes de papas	Crema de papa
Ensalada de frutas mañanera	Papas salteadas
Buñuelos de papa y manzana	*Hashbrown* caseros
Crema de tapioca	Panecillos de papa
Arepas o gorditas de papas	Pancakes de ñame

Meriendas	
Un puñado de zanahorias frescas	Jugo de manzana o zanahoria
Jugo energético	Horchata de ajonjolí
Batida de papaya	Licuado de papaya y piña
Piña fresca- media taza picada	Papaya fresca- media taza picada
Ensalada de frutas frescas (1/2 porción)	Una manzana fresca y sin cáscara

Almuerzos	
Papas horneadas al estilo francés con mojo	Pasteles de papa
Mofongo de papas	Ensalada de papas con vinagreta
Crema de zanahorias y tostones de papa	Ñame en escabeche
Sopa de papa y zanahoria	Papas rosadas
Tiritas de papas asadas al horno	Arañitas de papa

Cenas	
Abanicos de papas	Papas doblemente asadas
Rellenos de papas	Sopa de cebolla
Crema de remolacha	Papas majadas
Ensaladilla rusa	Pastelón de papa
Crema de ajo	Pizza de papas

Menú Para Toda Ocasión

Aquí te ofrezco algunas ideas sobre cómo combinar algunas de mis recetas para ocasiones específicas.

Desayuno para los domingos *"brunch"*
Copa de cidra de manzana (sin alcohol)
Niditos de amor
Ensalada de fruta fresca
Chocolate de olla

Cena romántica
Copa de cidra de manzana (sin alcohol)
Carpaccio de remolacha
Portobello relleno a la duquesa
Flan mágico

Pasadía en la playa
Hamburguesa de gandules en torta de yuca
Ensalada de frutas
Galletas de zanahoria

Cena navideña

Ensalada de gandules

Pasteles de papa y zanahoria

Tembleque de coco

Almuerzo de otoño

Sopa de zanahoria

Tubérculos asados con mojo

Manzanas asadas

Almuerzo de primavera al aire libre

Quesadilla de casabe

Ensalada rusa

Natilla de piña

Almuerzo familiar

Ensalada de remolacha y zanahoria

Papas encamadas o Pastelón de Papas

Bizcocho de Piña Colada

Noche de juegos
Piña colada
Pizza de papas
Paletas de papaya

Fiesta de cumpleaños
Crema de remolacha
Rellenos de papas
Helado de coco
Polvorones de coco
Delicias de cacao

REFERENCIAS

1. https://draxe.com/root-vegetables/
2. The Food Revolution, John Robbiins, Foreword by Dean Ornish, M.D. ISBN 1-57324-702-2
3. Sabor Perfecto Patatas, Parragon Books Ltd, traducción del inglés: Susana Martines y Montserrat Ribas para Equipo de Edición, S.L. Barcelona. ISBN 978-1-4075-1444-4
4. www.bobsredmill.com
5. www.edwardandsons.com
6. www.Ottosnaturales.com
7. www.xobakingco.con (XO Backing, Co)
8. www.followyourheart.com
9. www.chefchloe.com
10. http://skinnyfitalicious.com
11. http://allergyfreekitchens.com/babycakes-erin-mckenna/
12. www.thepaleodiet.com
13. www.mycreativaspot.com
14. www.tudoctornatural.com
15. www.tivatv.com
16. Alternativa Natural y El Ayuno Sustentado - YouTube
17. http://www.fao.org/docrep/w2598e/w2598e04.htm
18. http://www.onegreenplanet.org/animalsandnature/facts-on-animal-farming-and-the-environment/

SOBRE LA AUTORA

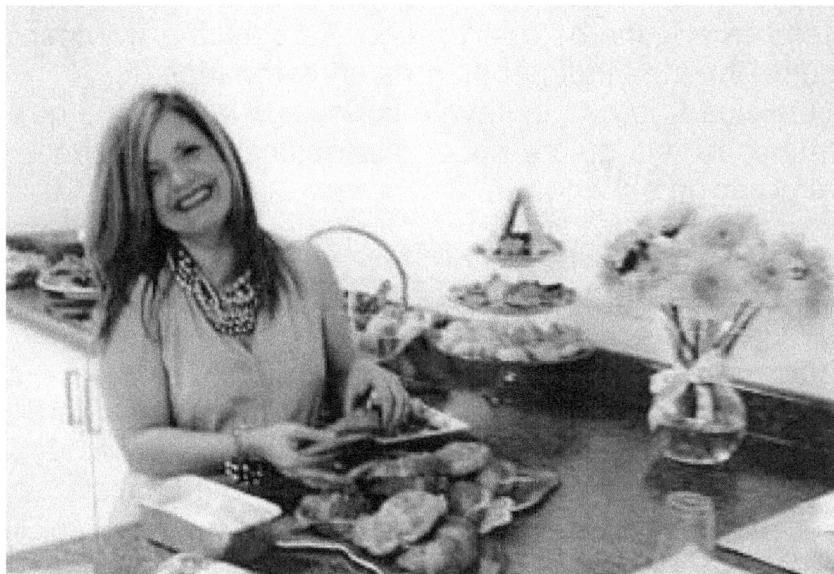

Lydibel Porrata pose una gran energía creativa y un amor especial por la naturaleza, lo que la lleva a iniciar sus estudios universitarios en Minneapolis College of Art and Design, donde completa un grado asociado en diseño de productos con una concentración menor en diseño ambiental. Al siguiente año decide mudarse a la costa este de los Estados Unidos para así poder completar estudios en gerencia, mercadeo y diseño de modas en el *Philadelphia College of Textiles and Science*, ahora *Philadelphia University*. Su éxito académico la lleva a devengar varios trabajos dentro de la industria de la moda, y a viajar por las grandes ciudades de Estados Unidos y Latinoamérica.

Motivada por una nueva oportunidad profesional y una meta personal regresa a sus raíces y a su tierra de origen, para lograr nuevos retos. Entonces inicia estudios a nivel graduado, completando una maestría en mercadeo de la Universidad Interamericana de Puerto Rico. Se dedica a trabajar con contratos independientes en campañas de publicidad, lo que la lleva a conocer a la persona que la inspira y la guía a hacer grandes cambios: conoce al amor de su vida.

El estrés de una vida tan acelerada, largos viajes y comidas ligeras la llevan a enfermar de gravedad, y llega entonces al naturismo buscando una alternativa positiva en la Naturopatía a lo que la medicina tradicional veía con poca esperanza. Ella llega a dar este gran paso de mano de su novio, el Naturólogo Lic. Edwin A. González, hijo menor del reconocido Padre del la Naturología en Puerto Rico, el Dr. Norman González-Chacón.

Luego de su pronta recuperación contrae nupcias, y pasa a formar parte de esta gran familia de Naturólogos. En agradecimiento por su sanación, comienza a trabajar en la empresa familiar. Descubre la gran necesidad de crear, organizar y ofrecer talleres de cocina vegana.

Sus talentos culinarios se evidencian al crear talleres de cocina vegana, y como creadora de muchas recetas originales para el Ayuno Sustentado. Colabora con sus recetas y artículos para la revista Alternativa Natural, y muchas de ellas se presentaron en el programa televiso del mismo nombre.

En la actualidad Lydibel Porrata es el punto de alianza y apoyo creativo entre las empresas Dr. Norman's, TIVA Televisión y otras compañías de la industria de alimentos, con la finalidad de unir sus esfuerzos para ofrecer más alternativas veganas al alcance de todos.

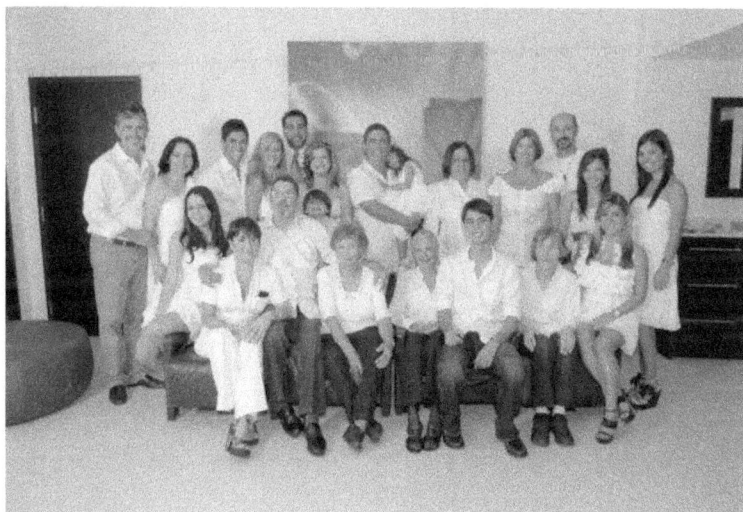

ÍNDICE

ÍNDICE ALFABÉTICO

Agua de coco.................30, 45, 230

Ajo...27, 69, 71, 76, 77, 88, 89, 111, 113, 114, 118, 156, 157, 158, 159, 160, 162, 163, 173, 174, 175, 176, 177, 179, 183, 185, 186, 192, 194, 195, 196, 198, 200, 201, 241

Ajonjolí...28, 29, 55, 56, 57, 107, 240

Albóndiga....113, 114, 115, 186, 187, 203

Albondigón.................................199

Aperitivo.................105, 112, 119

Apio.................27, 175, 177, 178

Arrurruz..30, 76, 208, 216, 220, 221, 224, 225, 227

Batata.........................27, 109, 110

Cebolla27, 68, 69, 70, 71, 72, 73, 74, 75, 76, 77, 88, 89, 90, 107, 108, 109, 113, 114, 115, 125, 127, 128, 130, 140, 156, 162, 163, 165, 173, 174, 175, 176, 177, 178, 179, 180, 181, 182, 184, 186, 194, 195, 196, 197, 199, 200, 201, 202, 203

Cebollines.................116, 117, 126

Chocolate 30, 101, 225, 226, 230, 242

Coco...29, 30, 45, 47, 48, 52, 56, 57, 58, 60, 69, 72, 75, 76, 77, 101, 131, 138, 141, 142, 143, 144, 145, 146, 190, 192, 193, 196, 200, 201, 208, 211, 212, 213, 214, 216, 218, 219, 220, 222, 225, 226, 227, 228, 229, 230, 231, 232, 233, 234, 242, 243

Crema.30, 67, 71, 72, 73, 74, 75, 76, 77, 78, 89, 131, 132, 142, 143, 187,

192, 199, 203, 208, 209, 211, 212, 239, 240, 241, 243

Ensalada. 85, 88, 89, 91, 93, 94, 105, 108, 119, 137, 181, 198, 201, 209, 239, 240, 242, 243

Entremeses................................203

Gandules 30, 108, 109, 110, 113, 114, 167, 194, 195, 196, 198, 242

Habichuelas. .30, 110, 111, 112, 196, 200, 201

Hamburguesa.....106, 136, 194, 195, 196, 197, 199, 200, 201, 202, 203, 242

Harina de yuca.....30, 106, 113, 114, 143, 194, 195, 196, 198, 200, 202, 224, 225

Huevo vegano.....113, 115, 116, 117, 126, 128, 132, 133, 134, 135, 136, 138, 139, 140, 141, 143, 144, 146, 183, 186, 190, 191, 194, 195, 197, 198, 200, 201, 220, 221, 225, 227

Jengibre...47, 48, 49, 51, 52, 53, 54, 58, 59, 94, 109, 220, 221, 227, 228, 233

Jugo...45, 46, 49, 50, 51, 52, 53, 54, 55, 59, 60, 91, 92, 93, 94, 137, 140, 141, 192, 211, 212, 233, 240

Leche de cáñamo. .29, 142, 144, 214, 215

Leche de coco. 29, 48, 56, 57, 58, 60, 72, 76, 101, 131, 138, 208, 214, 215, 216, 227, 229, 230, 233

Leche de papa...........29, 74, 75, 229

Licuado...45, 58, 59, 60, 72, 124, 240

Licuados................................46, 49

Majado..111, 112, 114, 155, 178, 191

Manzana...27, 29, 49, 50, 51, 58, 59, 88, 93, 94, 111, 124, 128, 132, 133, 137, 141, 142, 143, 145, 146, 147, 192, 196, 210, 211, 232, 233, 234, 239, 240, 242, 243

Ñame......27, 113, 140, 141, 163, 164

Papa...27, 29, 30, 52, 58, 59, 67, 68, 71, 72, 73, 74, 75, 76, 77, 88, 89, 90, 91, 92, 93, 109, 115, 116, 118, 119, 125, 126, 127, 128, 129, 130, 131, 132, 133, 134, 135, 136, 137, 140, 141, 145, 146, 154, 155, 156, 157, 158, 159, 160, 161, 162, 163, 164, 165, 166, 173, 174, 175, 177, 178, 179, 180, 181, 182, 183, 184, 185, 186, 187, 189, 190, 191, 192, 194, 196, 198, 199, 200, 201, 202, 203, 208, 211, 212, 213, 220, 224, 227, 229, 239, 240, 241, 242, 243

Papaya 27, 52, 58, 59, 137, 208, 213, 231, 240, 243

Piña..27, 52, 53, 59, 60, 91, 94, 137, 140, 141, 149, 208, 211, 212, 226, 227, 228, 229, 231, 232, 240, 243

Pizza............183, 184, 185, 241, 243

Portobello 30, 75, 179, 184, 186, 187, 191, 192, 242

Puerro....................................72, 73

Puré....106, 114, 133, 137, 142, 146, 154, 155, 177, 178, 179, 180, 181, 186, 187, 191

Rábano..............86, 87, 88, 193, 203

Remolacha 27, 29, 50, 51, 74, 75, 86, 87, 90, 91, 92, 93, 155, 175, 176, 181, 183, 185, 193, 196, 197, 198, 199, 202, 241, 242

Setas..30, 75, 76, 77, 116, 117, 140, 156, 179, 180, 184, 186, 187, 191, 192, 199, 203

Sopa...67, 68, 69, 70, 71, 72, 73, 74, 75, 76, 77, 78, 119, 135, 190, 240, 241, 243

Tapioca..30, 127, 131, 132, 134, 186, 190, 191, 239

Té.....................47, 48, 80, 138, 220

Teces..30

Yuca.....30, 106, 108, 110, 113, 114, 143, 194, 195, 196, 197, 198, 200, 201, 202, 224, 225, 242

Zanahoria. 27, 49, 50, 53, 54, 68, 76, 77, 78, 88, 89, 90, 93, 94, 107, 108, 110, 111, 112, 145, 146, 147, 164, 165, 166, 173, 174, 175, 177, 178, 179, 180, 181, 182, 183, 185, 186, 187, 198, 199, 200, 201, 202, 218, 219, 240, 241, 242, 243

www.ingramcontent.com/pod-product-compliance
Lightning Source LLC
LaVergne TN
LVHW092316080426
835509LV00034B/236